Medicina china

Tom Williams

Medicina china

Acupuntura, fitoterapia, nutrición, chigong y meditación para la salud integral

TIKAL
ediciones

Tikal Ediciones
Campezo, 13
28022 Madrid
Fax: 913 009 110
tikal@susaeta.com

Traducción: Silvia Muñoz
Diseño de cubierta: Antonio Tello
Impreso en la UE

Índice

Prólogo

La medicina china, tanto en su vertiente filosófica como en su aplicación práctica para la cura de una dolencia, tiene mucho que ofrecer a la mentalidad occidental. Ante todo, la medicina china parte de la idea de que la enfermedad se desarrolla a consecuencia de un trastorno que tiene lugar en el cuerpo mental y emocional de la persona, realidad que la medicina occidental continúa obviando. En segundo lugar, la medicina china sostiene que la curación es un proceso que debe abarcar todo el cuerpo; es decir, independientemente del lugar del cuerpo físico en el que se ha desarrollado la enfermedad, entiende que la totalidad del cuerpo está enferma. La medicina occidental todavía postula que la enfermedad es una entidad aislada en el cuerpo; frases como «el cáncer está localizado en tal órgano» se oyen con frecuencia en nuestros hospitales. La concepción china es la más certera: cuando una enfermedad se desarrolla, no importa cuál es y dónde se localiza, la cuestión es que todo el cuerpo está enfermo.

Los médicos occidentales y la población de esta parte del planeta tienen mucho que aprender de la medicina china, que rebosa sabiduría y lógica y comprende profundamente lo que significa ser un ser humano que piensa y siente. El lenguaje que utiliza para describir al ser humano, aunque suele ser simbólico, explica mejor la realidad. Por ejemplo, según la medicina china, estamos hechos de tierra, aire, fuego, agua y metal. En términos prácticos diremos que las personas que sufren un exceso de agua acostumbran a ser más emocionales y propensas a la depresión y otras enfermedades derivadas de la mala administración de su contenido de agua. El exceso de fuego provoca un temperamento ardiente y las enfermedades que se derivan tienen manifestaciones similares a las del fuego: migrañas, trastornos neurológicos y artrítis reumática, todas ellas enfermedades lacerantes. Los trastornos de fuego se tratan con remedios de agua, ya que es necesario enfriar el fuego. El exceso de aire y la falta de tierra se manifiestan en las personas con muchas ideas y poca paciencia para llevarlas a cabo. La impaciencia y el nerviosismo indican que en la naturaleza de la persona hay un exceso de aire. El tratamiento adecuado son los remedios de tierra, que favorecen el asentamiento de la persona.

Este libro llega en el momento adecuado. El mundo occidental está preparado para completar sus propios conocimientos médicos de carácter técnico con la sabiduría obtenida trabajando con el espíritu del ser humano a fin de curar su cuerpo.

Caroline M. Myss
MA, Profesora internacional,
conferenciante y autora
de *Creation of Health – Merging Traditional Medicine with Intuitive Diagnosis* junto con el
Dr. Norman Shealy

Agradecimientos

Son muchas las personas que merecen ser recordadas y sin las que nunca hubiera reunido la confianza necesaria para decidirme a escribir este libro. En primer lugar, quiero mencionar a mis profesores de medicina china, que han sido algo más que informadores y que hoy son mis compañeros de viaje. Gracias a Hugh McPherson, Richard Blackwell, Nick Haines, Charlie Buck y Han Liping por obsequiarme con el regalo de la medicina china. En segundo lugar, he tenido muchos amigos que me han ayudado a creer en mí mismo y con los que he podido compartir algunas de las revelaciones de la medicina china. Gabrielle McGuire me ha demostrado la autenticidad de la energía Chi; Gillian Kamming ha sido mi «oído» más atento en múltiples ocasiones; George Docherty me ha hecho reír hasta las lágrimas. Quiero darles las gracias a todos ellos y a tantos otros. A todos mis pacientes y alumnos –pasados, presentes y futuros– mi más sincero agradecimiento. De cada uno de vosotros he aprendido algo único.

Deseo hacer llegar mi agradecimiento especial a Caroline Myss, que no sólo es una profesora maravillosa, sino una de las figuras más inspiradas y visionarias en el campo de la medicina energética en el mundo actual. Es probable que la contribución de Caroline no sea totalmente reconocida hasta mucho después de que todos nosotros hayamos desaparecidó, pero su amistad, sus conocimientos, su estímulo y su profesionalidad han sido una constante fuente de inspiración.

Y, por supuesto, mi más sincero amor y agradecimiento a mi familia: Mary, Emma, Jennifer y Neil. Vuestra paciencia y comprensión no tienen límites.

Dedico este libro a mi esposa Mary; sería difícil encontrar un ejemplo mejor de auténtica energía curativa, tanto personal como profesionalmente.

Introducción a la medicina china

La medicina china es un sistema de diagnosis y de prácticas para el cuidado de la salud que han ido evolucionando durante los últimos tres mil años. La concepción china del cuerpo humano es única y se basa en la comprensión holística del universo basada en las revelaciones espirituales del taoísmo. Esta concepción ha dado lugar a una serie de prácticas muy sofisticadas que tienen por objeto curar las enfermedades y mantener la salud y el bienestar. Dichas prácticas, que incluyen acupuntura, fitoterapia, dietas, meditación y ejercicios, estáticos o con movimiento, parecen diferir en sus planteamientos y sin embargo comparten el mismo conjunto de supuestos e intuiciones sobre la naturaleza del cuerpo humano y su lugar en el universo.

En los últimos veinte años toda una serie de terapias cuya base se aleja claramente de los límites aceptados del pensamiento científico occidental han experimentado un auge inaudito. Las procedentes de la medicina china –especialmente la acupuntura, la fitoterapia y los ejercicios chigong– figuran entre las más destacadas y en la actualidad merecen un creciente reconocimiento, no sólo entre los pacientes que han experimentado su acción beneficiosa, sino también entre la comunidad médica occidental, que en un principio se mostró escéptica.

Sin embargo, dejando a un lado los beneficios terapéuticos, es frecuente que, en algún momento del proceso, el paciente se pregunte cómo funciona. A primera vista, parece de sentido común preguntarse por qué la inserción de finas agujas en diversos puntos del cuerpo, que en la mayoría de los casos no guardan relación directa con el problema concreto, surte un efecto tan espectacular. Es normal que el paciente que se ve conminado a ingerir un preparado de hierbas que haría justicia a las brujas de Macbeth se pregunte cómo actúa.

Muchas de las personas que experimentan los beneficios de los «ejercicios suaves» chinos –tai chi, chigong y otros– se preguntan en qué difieren estas terapias de los ejercicios occidentales que tradicionalmente estimulan la ventilación. En cualquier caso, la prueba está en el alivio sintomático, la mejora de la salud, el bienestar y, a menudo, una visión más equilibrada de la vida en general.

Este libro intenta dar respuesta a algunas de las siguientes preguntas.

- ¿Cuáles son las bases de este cuerpo de conocimiento que ha permanecido oculto en China durante casi tres mil años y que ahora está teniendo un impacto de grandes proporciones en todo el mundo occidental?
- ¿En qué difiere el sistema chino de los sistemas a los que estamos acostumbrados en Occidente?
- ¿Cómo utiliza un terapeuta este cuerpo de conocimiento de forma sistemática a fin de entender el problema del paciente y trazar una línea de tratamiento apropiada?
- ¿Qué puede aportar el sistema chino a la forma en que se practica la medicina en Occidente cuando nos acercamos al fin del milenio?

Panorámica histórica

A fin de proporcionar un marco a los aspectos que se discuten en este libro, merece la pena dedicar un mínimo de tiempo a examinar el desarrollo y la evolución de la medicina china a través de los siglos.

Los primeros indicios que revelan la existencia de un planteamiento de los problemas médicos relativamente sofisticado se remontan a la dinastía Shang (s.1000 aC). Las excavaciones arqueológicas han desenterrado agujas de acupuntura primitivas y se han encontrado huesos que datan de esa misma época en los que figuran inscritas descripciones de trastornos médicos.

Dada la importancia que China concede al equilibrio y al control de las fuerzas de la naturaleza, es probable que estas prácticas se desarrollaran mediante la observación del mundo natural. Muchas de las elegantes posturas del tai chi y el chigong se basan en el comportamiento animal. Por ejemplo, los diversos movimientos del ganso salvaje forman la base del dayan chigong, que relaciona estos movimientos en el ser humano con los puntos de acupuntura y el cuerpo energético. Existen pruebas irrefutables de la existencia de una cultura chamánica en la antigua civilización asiática y se cree que muchas de sus prácticas intervinieron en los inicios de la medicina china. Alrededor del siglo VI a. C., es evidente la conexión entre el chamán y el médico. Una cita de Confucio dice que «un hombre sin perseverancia nunca llegará a ser un buen chamán o un buen médico».

Tanto la acupuntura como los masajes se desarrollaron de forma empírica mediante la observación del efecto que producen en ciertas partes del cuerpo y en enfermedades internas concretas. La acupuntura primitiva se practicaba con fragmentos de hueso afilados antes de la aparición de instrumental específico.

En el siglo I d. C. ya se había redactado el primer y más importante texto clásico de medicina china. Esta obra, que probablemente fue compilada por diversos autores durante varios siglos, adopta la forma de un diálogo sobre medicina entre el legendario Emperador Amarillo y su ministro Chi Bo. Este libro, conocido como *Clásico interno*, aborda en una primera parte (*Preguntas básicas*) la teoría y la filosofía de la medicina china y prosigue con el desarrollo de la acción beneficiosa de la acupuntura, la fitoterapia, la dieta y el ejercicio en la segunda parte (*Pivote milagroso*). En los siglos siguientes, estos clásicos fundamentales se ampliaron y aparecieron obras específicas de acupuntura, por ejemplo, *El clásico sistemático de acupuntura y moxibustión*, y de fitoterapia, como *El clásico de la materia médica del granjero divino*. En el siglo XX, gran parte de las prácticas de la medicina china refleja las tradiciones que se han desarrollado durante los tres mil años anteriores.

Por otro lado, la cultura occidental también causó un gran impacto en China, adonde llegó debido al expansionismo colonial de los siglos anteriores. Las teorías tradicionales más antiguas basadas en el yin y el yang y los cinco elementos sucumbieron inicialmente ante el peso del determinismo científico occidental. Para los comunistas que llegaron al poder en 1949, manejar con acierto la aparente dicotomía entre las prácticas médicas occidentales y las de los terapeutas tradicionales constituyó un verdadero problema.

En 1954, el gobierno reconoció oficialmente a los terapeutas tradicionales como representantes del «legado médico de la madre patria» y, de este modo, empezó lo que sería un proceso de doble trayectoria en el que se desarrollaron las prácticas médicas occidentales de forma paralela a las prácticas médicas chinas.

Se inició un proceso en el que se reunirían las diferentes prácticas de los siglos anteriores en un currículo moderno de medicina china. Aunque este proceso quedó en gran medida impregnado de la ideología y el dogma de la revolución cultural, el resultado fue un cuerpo de conocimientos coherente que responde a la denominación genérica de medicina china tradicional. A fin de evitar discusiones sobre lo que es tradicional y lo que no lo es, partiremos del acuerdo de que lo que aquí se describe es simplemente medicina china.

Al traducirse y estar disponibles en Occidente los textos procedentes de los principales centros de enseñanza de China, se ha desarrollado un proceso paralelo que pretende hacer más accesibles las ideas, los principios y las prácticas al lector occidental. Muchos terapeutas occidentales han escrito inestimables textos de enseñanza destinados a los estudiantes occidentales de medicina china, en tanto que a otros escritores los ha animado la intención de acercar las ideas al público general. Esta breve obra pretende seguir esta dirección y facilitar el acceso a estas ideas, principios y prácticas al lector profano que se interese por ellos de una forma que permita una mayor comprensión y apreciación del rico sustrato de conocimiento que guía al terapeuta de medicina china en la ecléctica y cosmopolita sociedad actual.

La medicina china en el futuro

Sin duda, es necesario retroceder en el tiempo para comprender la procedencia de la medicina china y la forma en que se vincula al antiguo pensamiento filosófico, pero este libro pretende ayudar a entender la medicina china en la sociedad occidental industrializada de hoy en día y señalar el lugar que debería ocupar por derecho propio en la medicina evolucionada y en el cuidado de la salud del siglo XXI.

Cada vez con mayor frecuencia, los pacientes que se ponen en manos de profesionales especializados en el cuidado de la salud, tanto si son médicos con una formación occidental como si practican la medicina china, esperan que se les explique lo que se les hace y por qué se les hace. Es una actitud correcta y el propósito de este libro es que los pacientes tengan una comprensión básica suficiente para que no se sientan confundidos al hablar con su terapeuta de medicina china.

Propongo al lector un viaje fascinante y atractivo y para ello le pido que vea el mundo desde una perspectiva muy distinta, pero una vez que se acostumbre al nuevo paisaje, comprobará que la vista es imponente y que la recompensa, en términos de salud, no le va a la zaga.

Espero que disfrute de la lectura.

I

Principios básicos de la medicina china

Suponemos, con razón, que la medicina occidental se apoya en un profundo conocimiento científico del funcionamiento del cuerpo y de los mecanismos que se deterioran en caso de enfermedad. Tal como la experimenta el paciente, la medicina se basa en unos sólidos principios científicos. Es importante comprender que la sutileza y la complejidad de la medicina china se apoya también en una filosofía y unos principios firmes, que, aunque difieran radicalmente de los occidentales, son igualmente rigurosos. Para empezar a entender la medicina china es crucial examinar este marco de referencia. Sin él, el método que los chinos utilizan para comprender el equilibrio y los trastornos del cuerpo puede llegar a parecer una retahíla de supercherías que confunden más que iluminan.

El yin y el yang

El concepto de yin y yang es, sin lugar a dudas, fundamental para la comprensión de la medicina china. Los conceptos del yin y el yang se desarrollaron a partir de la observación de todos los aspectos del mundo físico. Se observó que la naturaleza tiende a agruparse en parejas de opuestos interdependientes. Así, por ejemplo, el concepto de «noche» carece de significado sin el concepto de «día», la idea de «arriba» no significa nada sin la de «abajo», y así sucesivamente.

Las implicaciones de esta observación en apariencia simple nos llevan en una dirección diametralmente opuesta a la lógica aristotélica en que se apoya el pensamiento científico occidental. Por poner un ejemplo sencillo, en el pensamiento occidental un círculo es un círculo y nunca un cuadrado. Sus medidas y cualidades lo definen como círculo. En cambio, desde la perspectiva china del yin y el yang, un círculo contiene en su interior un cuadrado en potencia y viceversa, de forma que se evitan las dicotomías.

El yin y el yang se representan con un símbolo universalmente conocido aunque poco comprendido (véase la fig. 1).

Dada la importancia que los chinos conceden al proceso en detrimento de la estructura, tema sobre el que volveremos continuamente en el transcurso del libro, es importante comprender la idea de que el yin y el yang son ante todo denominadores de las interacciones dinámicas en las que se basan todas las manifestaciones del universo. En consecuencia, el yin y el yang no deben interpretarse como «cosas» en el sentido occidental de la palabra, sino como un sistema de pensamiento para comprender el mundo.

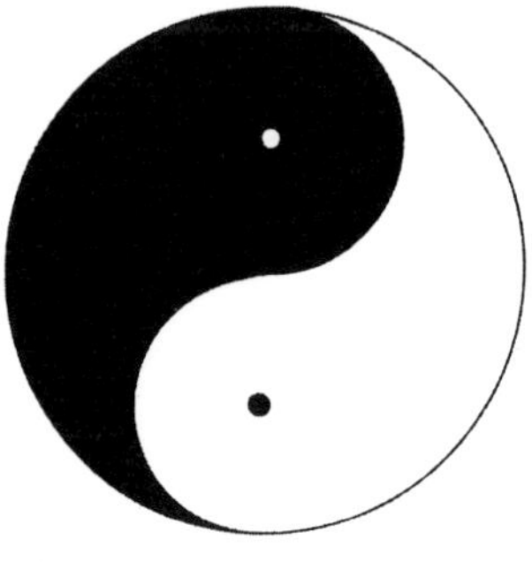

Figura 1. Símbolo del yin y el yang: el taiji

陰

Figura 2 Ideograma del yin

Los ideogramas chinos transmiten esa misma idea (véanse las figs. 2 y 3). El ideograma del yin se traduce literalmente como el «lado oscuro de la montaña» y representa cualidades como frialdad, quietud, pasividad, oscuridad y potencial, entre otras. El ideograma del yang se traduce literalmente como «el lado iluminado de la montaña», y representa cualidades como caliente, activo, iluminado, exterior, etc.

De esta forma de entender el mundo derivan ciertos principios vinculados al yin y el yang. En las distintas descripciones de cada uno de ellos que figuran a continuación, veremos cómo se relacionan con la visión china del cuerpo humano y su funcionamiento.

Todo en el universo tiene aspectos yin y yang

De acuerdo con la concepción china, es correcto afirmar que todo existe en el plano físico precisamente porque todo manifiesta cualidades yin y yang. Puede predominar el yin o el yang, pero ambos aspectos están siempre presentes. Por ejemplo, al considerar los órganos del cuerpo, el sistema chino hace hincapié en ambas cualidades. El hígado se considera un órgano yin porque es bastante sólido, pero también desempeña la función de potenciar el fluido chi

陽

Figura 3 Ideograma del yang

(véase capítulo dos), lo que demuestra que tiene una cualidad yang. Por otro lado, el estómago está hueco y por él pasa la comida, por lo cual se considera yang. Sin embargo, también desempeña una función de almacenamiento, que es yin. Todos estos aspectos yin y yang son fundamentalmente interdependientes.

En cada aspecto de yin o yang pueden identificarse otros aspectos yin y yang

En teoría, todo yin y todo yang puede subdividirse infinitamente en aspectos que son ellos mismos yin y yang. El vapor, por ejemplo, se considera una cualidad yang del agua, mientras que el hielo se considera una cualidad yin. Sin embargo, tanto el vapor como el hielo se pueden considerar en términos de moléculas de agua que contienen partículas yin, protones y neutrones, en relación con las partículas yang, electrones. Y sin duda, si nos adentráramos en campo de la física cuántica, aparecerían más aspectos yin y yang. En la medicina china, la parte frontal del cuerpo se considera yin en relación con la espalda, que es yang, pero la parte superior frontal, el tórax, se considera yang en relación con la parte inferior frontal, el abdomen.

El yin se transforma en yang y el yang se transforma en yin

La mutua interdependencia entre yin y yang es señal de la interacción dinámica entre ambos. El cambio se halla en la raíz de todas las cosas y se manifiesta como la transformación de yang en yin y viceversa. Si los aspectos yin y yang no consiguen equilibrarse a través del proceso de transformación de uno en otro, las consecuencias pueden ser catastróficas, porque, en última instancia, debe lograrse el equilibrio.

El buen funcionamiento de un neumático, por ejemplo, depende del equilibrio entre la presión que hay en su interior y la resistencia de la cámara. El equilibrio siempre se alcanza, pero si hay poca presión, el neumático no cumple su función, mientras que si es excesiva el equilibrio se consigue a través de un intercambio desastroso entre yin y yang y el neumático estalla. Un ejemplo del cuerpo humano es la fiebre que la medicina china interpreta como un exceso relativo de yang. El tratamiento se basa en dejar que el exceso de yang se transforme en yin para restablecer el equilibrio y la homeostasis biológica. De este modo, el proceso febril se interrumpe y la temperatura empieza a bajar, es decir, el yang se transforma en yin. También es interesante señalar que las primeras manifestaciones de la fiebre se suelen considerar un exceso de yin que se traduce en escalofríos y síntomas de resfriado. A medida que evoluciona el proceso el yin se transforma en yang y aparece la fiebre.

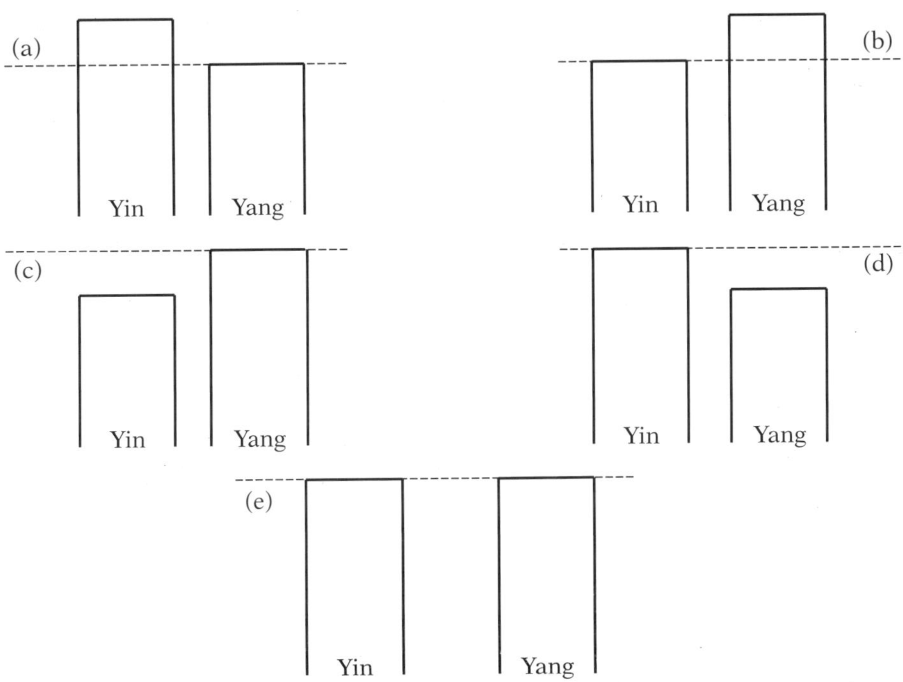

Figura 4 ¿Yin y yang en armonía o desequilibrio?

La medicina china considera el cuerpo desde la perspectiva de los aspectos yin y yang. El estado de salud se caracteriza por el equilibrio dinámico entre ambos aspectos y, en consecuencia, un estado de enfermedad se caracteriza por ciertos desequilibrios entre el yin y el yang del cuerpo. En principio, todos los trastornos se reducen a este desequilibrio (véase la fig. 4), de forma que la fig. 4a representa un exceso de yin que se caracteriza por síntomas de frío extremo. La fig. 4b representa un exceso de yang que se caracteriza por un cuadro de síntomas de calor. La fig. 4c representa una carencia relativa de yin que se caracteriza por calor interno y síntomas de letargo, y la fig. 4d representa una deficiencia relativa de yang que se caracteriza por el enfriamiento general y los síntomas de letargo. La fig. 4e representa el estado de salud armónico ideal en el que el yin y el yang se encuentran en equilibrio dinámico.

Estos modelos se explican más adelante con mayor detalle, pero de momento sirven para ilustrar la importancia del yin y el yang en la comprensión del cuerpo.

Los cinco elementos de la medicina china

Los orígenes filosóficos del pensamiento chino en general y de la medicina china en concreto tienen sus raíces en los dogmas del taoísmo. El taoísmo en gran medida basa su pensamiento en la observación del mundo natural y en su funcionamiento. En medicina china, esto da lugar a una visión metafórica del cuerpo humano basada en la observación de los intercambios de yin y yang en el mundo natural. Los chinos se dieron cuenta de que en todo se da un intercambio dinámico. La semilla (yin) se convierte en planta (yang), que a su vez vuelve a la tierra (yin) al morir. Lo mismo ocurre con los cambios de estación. El invierno (yin) se transforma en verano (yang) durante la primavera, y el verano vuelve a transformarse en invierno a lo largo del otoño. No es extraño, pues, que el sistema médico chino recurra con frecuencia a metáforas del mundo natural. En el sistema de los «cinco elementos» o las «cinco fases» es donde más ampliamente se articula esta idea.

El sistema de los cinco elementos surgió de la observación de los diferentes grupos de procesos dinámicos, funciones y características del mundo natural. Estos cinco elementos son:

1. Agua: humedad, frío, descenso, fluidez, complacencia, etc.
2. Fuego: sequedad, calor, ascensión, movimiento, etc.
3. Madera: crecimiento, flexibilidad, enraizamiento, fuerza, etc.
4. Metal: capacidad de cortar, dureza, conducción, etc.
5. Tierra: productividad, fertilidad, potencial para el crecimiento, etc.

Estas características son un ejemplo de cómo se pueden entender los elementos, pero el rasgo más importante es que todos ellos contienen aspectos yin y yang, lo que refleja el principio de dualidad y mutua interacción, primordial en el pensamiento chino.

Se considera que cada elemento tiene una serie de correspondencias tanto con el mundo natural como con el cuerpo humano. Estas correspondencias se resumen en la figura 5.

La medicina china se sirve de un sistema de interrelaciones entre los cinco elementos para comprender cómo se apoyan y se controlan entre sí los diferentes procesos del cuerpo. Estas interrelaciones se definen como ciclos sheng y ke.

El ciclo sheng: el ciclo de la producción o el favorecimiento mutuo

Este ciclo (fig. 6) representa la forma en que los elementos y, en consecuencia, el sistema orgánico del cuerpo se apoyan y favorecen entre sí. Así, por ejemplo, el fuego arde para crear la tierra, el agua nutre la madera para su crecimiento, etc. Este ciclo de ayuda aplicado al sistema orgánico, desarrolla una relación de favorecimiento similar, de modo que:

- el corazón apoya al bazo;
- el bazo apoya a los pulmones;

	Madera	*Fuego*	*Tierra*	*Metal*	*Agua*
Estación	Primavera	Verano	Verano tardío	Otoño	Invierno
Dirección	Este	Sur	Centro	Oeste	Norte
Clima	Viento	Calor	Humedad	Sequedad	Frío
Color	Azul/verde	Rojo	Amarillo	Blanco	Azul/negro
Sabor	Agrio	Amargo	Dulce	Picante	Salado
Olor	Rancio	Quemado	Fragante	Podrido	Pútrido
Organo yin (zang)	Hígado	Corazón	Bazo	Pulmones	Riñón
Organo yang (fu)	Vesícula biliar	Intestino delgado	Estómago	Intestino grueso	Vejiga
Orificio	Ojos	Lengua	Boca	Nariz	Orejas
Tejido	Tendones	Vasos sanguíneos	Músculos	Piel	Huesos
Emoción	Ira	Alegría	Preocupación	Sufrimiento	Miedo
Voz	Grito	Risa	Canto	Llanto	Gemido

Figura 5 Tabla de correspondencias de los cinco elementos

- los pulmones apoyan a los riñones;
- los riñones apoyan al hígado, y
- el hígado apoya al corazón.

A veces este ciclo de apoyo mutuo se denomina ciclo de «la madre y el hijo», de forma que, por ejemplo, el riñón se considera la «madre» de su «hijo», el hígado. Un ejemplo de su aplicación en medicina china es el caso de la insuficiencia de energía yin del riñón, que deriva en una insuficiencia de energía yin en el hígado. Igualmente, para el tratamiento la «madre» se utiliza para tratar al «hijo», de modo que, por ejemplo, la deficiencia de energía del pulmón se puede tratar tonificando el bazo.

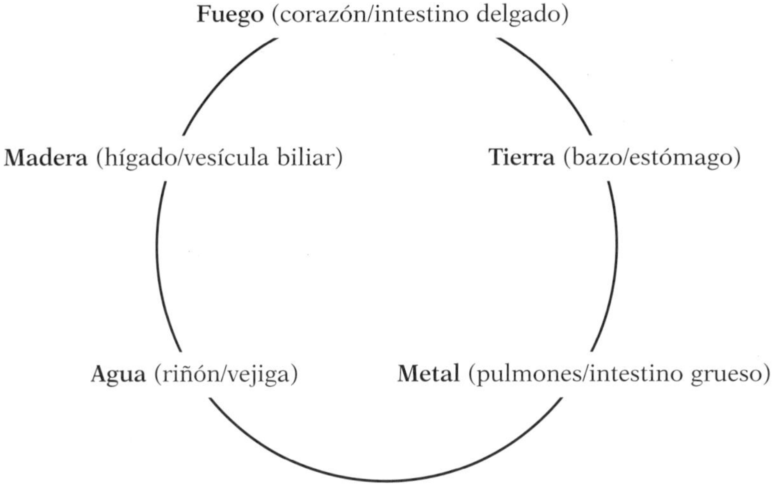

Figura 6 El ciclo sheng: cómo se apoyan entre sí los cinco elementos

El ciclo ke: el ciclo del control mutuo

Este cuadro de relaciones (fig. 7) representa la forma en que los elementos del mundo natural se controlan entre sí como parte del pro-

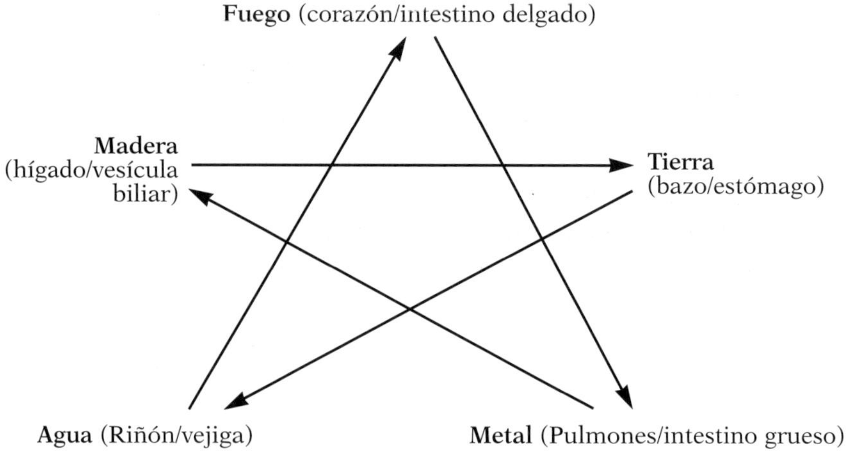

Figura 7 El ciclo ke: cómo se controlan entre sí los cinco elementos

ceso de equilibrio dinámico. Así, por ejemplo, el fuego controla el metal puesto que lo funde. De igual modo, el agua «controla» el fuego porque es capaz de apagarlo. En términos de medicina china, la idea de control se entiende como una parte del proceso de ayuda de un órgano respecto a otro. Por ejemplo, el pulmón ayuda a «controlar» la energía del hígado y, por tanto, contribuye al funcionamiento equilibrado de este órgano. Un desequilibrio puede ser consecuencia de la debilidad de un órgano que se muestra incapaz de ejercer el control necesario sobre otro órgano y proporcionarle la ayuda necesaria.

Si la energía del pulmón es débil, por ejemplo, la energía del hígado tendrá tendencia a descontrolarse y aumentar desproporcionadamente, lo cual puede manifestarse en la aparición de distintos trastornos, tales como dolor de cabeza o hipertensión arterial. También pueden aparecer problemas en la dirección opuesta, que, en este caso, se interpretan como una rebelión contra la función «controladora» natural. Por ejemplo, si el bazo está demasiado húmedo, puede ocurrir que el equilibrio se rompa y, en consecuencia, disminuya la capacidad del hígado para hacer que la energía se mueva por el cuerpo.

La secuencia cosmológica

La tercera secuencia derivada del concepto de los cinco elementos, que tiene sus raíces no sólo en la visión taoísta de la naturaleza, sino también en la numerología china, sitúa el elemento agua en la base y, por tanto, en el punto más importante (véase fig. 8).

La posición del elemento agua en la base de la secuencia indica la importancia que la medicina china otorga a los riñones. Considera que son la fuente de la energía yin y yang del cuerpo y, por tanto, del resto de órganos. El bazo, en el centro, es el origen del chi del cuerpo y, como tal, el soporte de los demás órganos.

El sistema de los cinco elementos es importante para demostrar la forma en que el sistema chino de medicina parte de la idea taoísta del equilibrio, el proceso y la armonía en el mundo natural. Algunos terapeutas enfocan los problemas del paciente desde la perspectiva de los cinco elementos y basan su intervención en estos

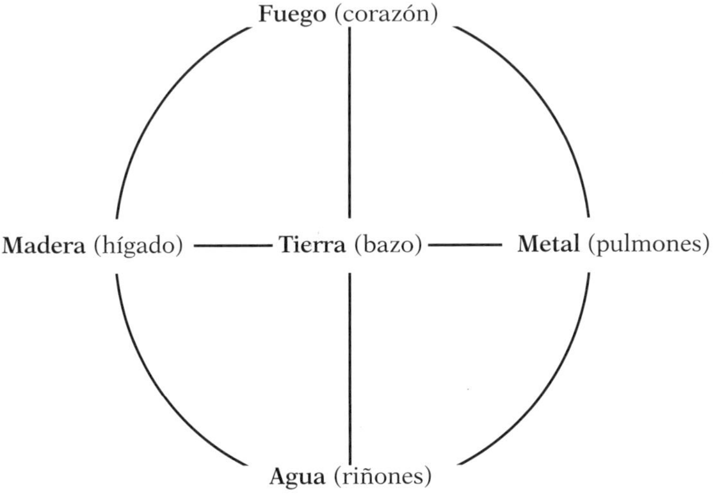

Figura 8 La secuencia cosmológica: cómo se corresponden los cinco elementos con la concepción china del cuerpo humano

principios. Otros adoptan la perspectiva básica del yin y el yang y su comprensión de los problemas del paciente parte del desarrollo de los conceptos de exceso y deficiencia. En este último enfoque, que predomina en la práctica de la China actual, nos basaremos a lo largo de este libro para esbozar los principios de la medicina china. Sin embargo, los lectores interesados en profundizar en el enfoque de los cinco elementos pueden consultar algunas de las referencias que se dan en la bibliografía.

Resumen

En los apartados anteriores se han introducido algunas de las ideas y principios básicos que se utilizan en la práctica de la medicina china. Para el occidental medio, estas ideas no acaban de encajar en la visión del mundo a la que está acostumbrado, pero si permite que estos principios germinen y desarrollen sus semillas, con el tiempo obtendrá un beneficioso fruto. El sistema chino proporciona una visión holística y global del mundo en general y de la salud en particular.

¿Comprendo el yin y el yang?

El objetivo de este ejercicio, que no debemos tomar demasiado en serio, es comprobar si hemos comprendido realmente el concepto de yin y yang, tan importante en la filosofía china en general y en la medicina china en concreto.

Bajo estas líneas encontramos una lista de veinticinco objetos, situaciones, ideas, etc. Se trata de decidir en cada caso si en cada uno de ellos predomina el yin o el yang, para sugerir a continuación el modo en que pueden transformarse para que presenten la otra cualidad, es decir, si creemos que el original es básicamente yin, cómo se puede cambiar para convertirlo en básicamente yang, y viceversa.

He aquí un ejemplo de lo que se propone:

Una taza de café caliente: es de naturaleza predominantemente yang. Si lo dejamos enfriar a temperatura ambiente durante media hora, su naturaleza pasará a ser predominantemente yin.

Recordemos que en cualquier situación el yin y el yang coexisten y sólo es la proporción la que se decanta hacia un lado o hacia el otro. Además, yin y yang interactúan continuamente y durante el proceso uno contiene al otro y se transforma en él. En última instancia, no hay respuestas totalmente correctas o equivocadas en este ejercicio. Compare sus respuestas con las mías, que se encuentran en el apéndice, pero no se sienta obligado a coincidir forzosamente con mi análisis en todos los casos.

A continuación figura una lista de veinticinco ejemplos. Decida en cada caso si domina el yin o el yang y cómo se pueden transformar el uno en el otro

1. Un aula de escuela alborotada
2. Un coche aparcado
3. Un bloque de hielo
4. Una migraña insoportable
5. Un rompecabezas incompleto
6. Un jugador de golf apuntando a un hoyo
7. Una crisis de diarrea
8. Un avión despegando
9. Un político pronunciando un discurso
10. Un huevo duro
11. Un huevo crudo
12. Un CD de un grupo de heavy metal
13. La ejecución de una sonata para piano de Mozart
14. Un corredor al final de una maratón
15. Una moneda
16. Un tablero de ajedrez
17. Una gaseosa
18. Un coche que se ha quedado sin gasolina
19. Un libro
20. Una persona realizando un ejercicio de tai chi
21. Un bebé con un cólico

22. Un día caluroso de verano
23. Un bostezo
24. Un vídeo de ejercicios de aeróbic
25. Su proceso de pensamiento en este instante

II
Las sustancias básicas

Como ya se ha dicho, en Occidente la visión convencional del cuerpo humano insiste en la importancia de las estructuras y componentes que interactúan de una forma muy sutil y compleja. La anatomía y la fisiología clasifican todas estas estructuras, desde las mayores, huesos, músculos, piel, etcétera, hasta las menores, las células y sus componentes. Este mapa estructural configura la base del modelo de causa y efecto que domina la medicina occidental.

El modelo chino es muy diferente; da más importancia a los componentes que a la estructura del proceso (véase el capítulo cuatro). El cuerpo humano es principalmente un sistema de energía en el que diferentes sustancias interactúan para crear el organismo físico. Estas sustancias básicas, que van de lo material a lo inmaterial, son: chi, jing, sangre, fluidos corporales y shen.

Aunque las estudiaremos una por una, es importante recordar que ninguna se puede considerar separada del resto y que en el modelo chino se establece una continua interacción dinámica de todas ellas.

De cada sustancia estudiaremos:

- el origen
- los tipos

- las funciones
- los desequilibrios

El chi

En la medicina china no hay nada más importante que la comprensión del concepto chi. El chi se ha traducido con frecuencia como «energía», «energía vital», «fuerza vital» y otras expresiones similares, pero es imposible expresar la totalidad del concepto en una palabra o en una frase en castellano. Todo en el universo contiene chi, pero no se considera que sea una partícula o sustancia fundamental, ni tan siquiera energía. Ted Kaptchuk es un reputado terapeuta occidental de medicina china que ha escrito extensamente para lectores occidentales. Quizá sea quien mejor haya expresado la esencia del chi al describirlo como «una materia a punto de convertirse en energía o una energía a punto de materializarse». Como dicen los chinos, «cuando el chi se aglutina, se forma el cuerpo físico, cuando el chi se dispersa, el cuerpo muere». En última instancia, probablemente lo más prudente sea no abrir un debate interminable sobre lo que es el chi y tratar en cambio de comprenderlo a partir de cómo actúa.

Origen y tipos de chi

La fig. 9 ilustra con claridad lo que exponemos a continuación.

El *chi original* (*yuan chi*), conocido también como *chi prenatal* o *anterior al cielo*, se hereda de los padres en el momento de la concepción.

Hay dos fuentes primordiales de *chi postnatal* o *posterior al cielo*, que proceden del chi del mundo en que vivimos. El *gu chi* procede de los alimentos que comemos y el bazo es el principal órgano asociado a este proceso. El *kong chi* procede del aire que respiramos y el pulmón es el órgano más importante de este proceso.

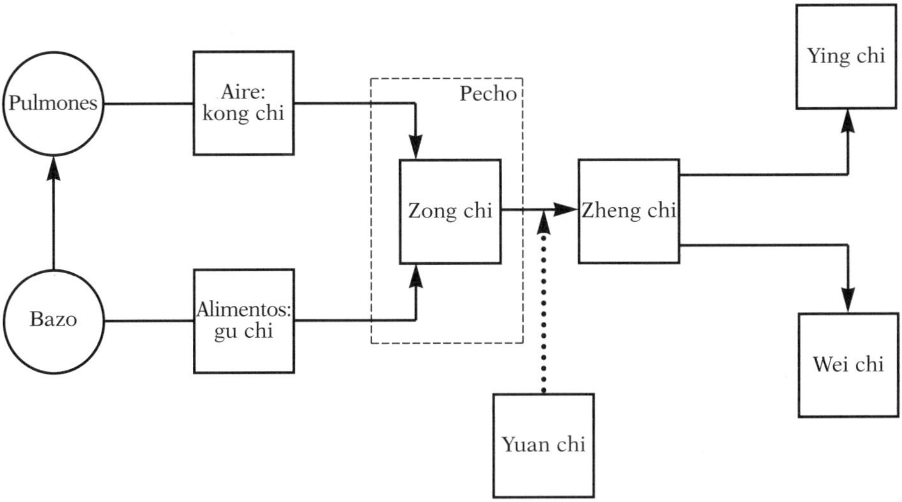

Figura 9 El origen del chi

El *gu chi* y el *kong chi* se combinan para formar el *chi aglutinado (zong chi)*, también conocido como *chi del pecho*.

Por último, el *zong chi* es catalizado por la acción del *yuan chi* para formar el *chi normal o vertical (zheng chi)*, que será el chi que circule por los canales y los órganos del cuerpo.

El *zheng chi* es la base del *chi nutritivo* (*yin chi*), esencial en el proceso de nutrición de todos los tejidos del cuerpo. También es la fuente del *chi defensivo* (*wei chi*), que circula por el exterior del cuerpo y lo protege de factores externos que puedan causarle trastornos o enfermedades.

Cuando el *zheng chi* fluye por cada uno de los diversos órganos internos del cuerpo, actúa de acuerdo con las características de cada órgano. Así, por ejemplo, la actividad del chi del hígado es diferente de la del chi del pulmón, pero ambas son manifestaciones del *zheng chi*, que en este caso se denomina *chi de los órganos* (*zangfu zhi chi*). De forma similar, cuando el *zheng chi* fluye por los canales o meridianos del cuerpo, se denomina *chi de los meridianos*.

Funciones del chi

Las funciones del chi en el cuerpo son cinco:

El chi es la fuente de actividad y movimiento en el cuerpo

Todos los movimientos del cuerpo, tanto voluntarios como involuntarios, son manifestaciones del flujo del chi. El chi constantemente asciende, desciende, entra y sale del cuerpo, y la salud y el bienestar dependen de esta continua actividad dinámica.

El chi calienta el cuerpo

El mantenimiento de la temperatura normal del cuerpo es una función de la acción calorífica del chi.

El chi es la fuente de protección para el cuerpo

Como hemos dicho, el wei chi es responsable de proteger al cuerpo de la invasión de factores ambientales externos como el frío, el calor, la humedad u otros agentes patógenos que puedan enfermarlo.

El chi es la fuente de transformación en el cuerpo

La acción del chi en el cuerpo es crucial para la transformación de los alimentos y del aire en otras sustancias vitales, como el mismo chi, la sangre y los fluidos corporales.

El chi regula la retención y la contención

Un chi fuerte y sano es vital para mantener los diferentes órganos, vasos sanguíneos y tejidos del cuerpo en el lugar correcto, favoreciendo así su buen funcionamiento. Su funcionamiento es comparable a la forma en que la presión correcta hace que un neumático quede fijado a la rueda y facilita el movimiento del vehículo.

Trastornos del chi

En términos generales, entre los trastornos del chi pueden diferenciarse cuatro tipos característicos.

Chi insuficiente (chi xu)

El chi es insuficiente para llevar a cabo adecuadamente las diferentes funciones. Así, por ejemplo, en las personas de edad avanzada, la falta de chi como consecuencia del envejecimiento puede derivar en un resfriado crónico debido a que el chi no realiza de forma correcta su función de calentamiento.

Chi agotado (chi xian)

Si el chi es muy escaso, puede ocurrir que no realice adecuadamente su función de mantenimiento y se agote. Un ejemplo evidente es el prolapso de un órgano.

Chi estancado (chi zhi)

Si el flujo normal del chi se ve afectado por algún motivo, se puede producir un letargo o bloqueo del chi. Un ejemplo similar sería el de un río obstruido por los sedimentos. Si no se draga, el agua se estanca, se corrompe y es incapaz de sustentar formas de vida. Un simple golpe en el brazo provoca hinchazón y dolor local porque el chi se estanca en los meridianos. El estancamiento también puede afectar órganos internos y ocasionar trastornos más graves.

Chi rebelde (chi ni)

En este caso, el chi fluye en sentido contrario. Por ejemplo, normalmente se considera que el chi del estómago fluye hacia abajo y lleva la comida a los intestinos. Cuando el chi del estómago se «rebela», se mueve hacia arriba y provoca problemas tales como hipo, náuseas y, en casos extremos, vómitos.

El jing

El jing, que normalmente se traduce como esencia, es otro de los conceptos de medicina china que no es fácil de comprender. El jing es considerado el puntal de todas las formas de la vida orgánica. Un jing abundante proporciona una gran fuerza vital y un organismo sano y radiante, mientras que la carencia de jing provoca que la fuerza vital sea débil y el organismo propenso a contraer enfermedades y sufrir trastornos. El concepto de movimiento puede ser útil para distinguir el jing del chi. Como ya dijimos, el chi es el responsable de los continuos movimientos diarios del cuerpo, en tanto que el jing se asocia al lento cambio evolutivo que caracteriza el crecimiento del organismo desde que es un feto, a través de la vida y hasta el envejecimiento y la muerte final.

Orígenes y tipos de jing

El *jing anterior al cielo* o *congénito (xian tian zhi jing)* se forma por la unión de las energías sexuales del hombre y la mujer en el acto de la concepción. Así, el *jing congénito* es la fuente del crecimiento prenatal en el útero y nutre al embrión y al feto en desarrollo. La cantidad y la calidad del *jing congénito* de un individuo es invariable y determina la constitución y las características que la persona adquirirá durante su vida.

El *jing posterior al cielo* o *postnatal (hou tian zhi jing)* es el jing que se obtiene de la ingestión de alimentos y líquidos a través de la acción del bazo y el estómago. Este *jing postnatal* complementa al *jing congénito* y juntos constituyen el jing total del organismo.

La medicina china relaciona estrechamente la función del jing con los riñones, y el *jing del riñón* es una distinción adicional del *jing anterior al cielo* y del *posterior al cielo*. Para nuestro estudio basta saber que el *jing del riñón* estimula la transformación del yin del riñón en chi del riñón bajo la influencia calorífica del yang del riñón.

Funciones del jing

El jing regula el crecimiento, la reproducción y el desarrollo

El jing se considera esencial para el desarrollo del individuo a lo largo de la vida. En los niños es el responsable del crecimiento de los huesos, los dientes y el pelo. También favorece el desarrollo del cerebro y la madurez sexual. En los adultos, constituye la base de la reproducción. La fertilidad, tanto en el hombre como en la mujer, depende de la fortaleza del jing del riñón.

El jing favorece el chi del riñón

Como se ha dicho, la relación entre el jing y los riñones es muy estrecha. El chi del riñón es especialmente importante porque se considera la base del chi de todo el cuerpo. Por este motivo, si el chi del riñón es deficiente o débil en cualquier sentido, el chi de todo el cuerpo será también deficiente y débil.

El jing produce la médula

En medicina china, el concepto de médula va más allá de la idea occidental del tuétano del hueso y comprende la constitución básica de la médula espinal y del cerebro. Dado que el jing es responsable de la producción de médula, la debilidad de este proceso puede acarrear graves consecuencias.

El jing forma la base de nuestra constitución

La fuerza del jing determina la fortaleza básica de la constitución, ya que el jing actúa conjuntamente con el wei chi para proteger al cuerpo de factores externos. Si el jing es débil el individuo puede ser víctima de una propensión crónica a las infecciones y enfermedades.

Trastornos del jing

Los trastornos del jing suelen estar relacionados directamente con las funciones que acabamos de exponer.

Trastornos del desarrollo

Los problemas del desarrollo, como son las dificultades de aprendizaje y las discapacidades físicas en la infancia, se deben a una carencia de jing. Con los años, la disminución del jing conlleva un deterioro físico, cuyos síntomas más comunes son la sordera, las canas y la pérdida de pelo, junto con la debilidad y la senilidad generales.

Enfermedades relacionadas con el riñón

Dada la estrecha relación del jing con los riñones, cualquier carencia puede acarrear problemas relacionados con el riñón, como impotencia o dolor en la parte inferior de la espalda.

Enfermedades relacionadas con la médula

La debilidad del jing ocasiona disfunciones cerebrales entre las que se cuentan la mala memoria, la falta de concentración y el vértigo, entre otras.

Debilidad constitucional

Puede derivar en una tendencia crónica a ciertos tipos de trastornos externos y alergias persistentes en el individuo.

La sangre

El lector occidental que todavía no haya entendido bien los conceptos de chi y jing aún encontrará más dificultades en captar el significado de la sangre en la medicina china, en la que, aunque se utilice el mismo nombre, el concepto de sangre no se corresponde más que accidentalmente con la sustancia a la que la medicina occidental llama así.

La medicina china concibe la sangre como una manifestación material y fluida del chi. En este apartado dedicado a la sangre, alteraremos un poco el curso de nuestra exposición para considerar previamente:

- el origen de la sangre
- las funciones de la sangre
- las interrelaciones de la sangre
- las alteraciones de la sangre

El origen de la sangre

Se cree que la sangre que recorre el cuerpo se produce de dos modos distintos.

Transformación de los alimentos

Esta fuente de producción de sangre se ilustra en la fig. 10.

El bazo extrae gu chi de los alimentos presentes en el estómago y lo envía hacia arriba, a la zona del pecho. El jing chi inicia el proceso de transformación en sangre y el gu chi es enviado de los pulmones al corazón, donde el yuang chi facilita su posterior transformación en sangre.

La acción de la médula

Este aspecto de la producción de la sangre se resume e ilustra en la fig. 11.

El jing almacenado en los riñones produce médula, la cual, a su vez, produce médula ósea que, posteriormente, contribuye a la producción de sangre.

Como puede observarse, en medicina china, el bazo, el estómago, los pulmones, el corazón y los riñones cumplen todos una función importante en la formación de la sangre.

Las funciones de la sangre

Se considera que las principales funciones de la sangre en el cuerpo son tres.

La sangre nutre el cuerpo

Probablemente, la función más importante de la sangre es la que desempeña al transportar, a su paso ininterrumpido por el cuerpo, nutrientes que llegan a todos los órganos, músculos, tendones, etc. Recordemos que en medicina china, la sangre se considera una parte del chi y como tal contribuye a la circulación del elemento nutritivo del chi.

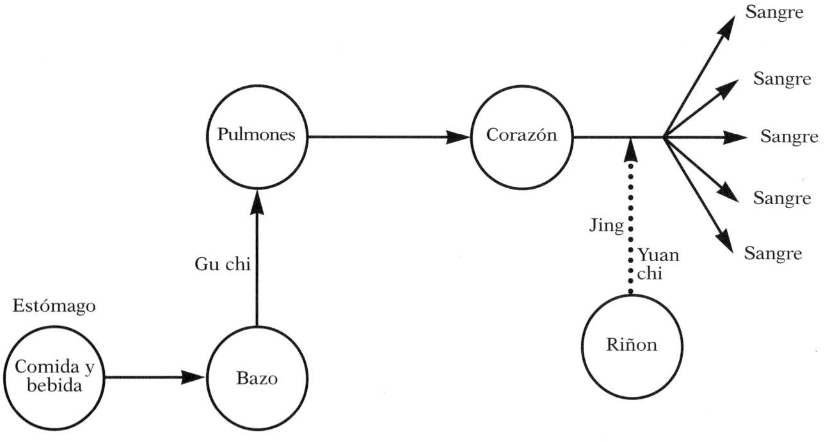

Figura 10 Producción de la sangre a partir de los alimentos

La sangre hidrata el cuerpo

Por su condición de fluido, la sangre cumple una función importante en la hidratación y la lubricación de todo el cuerpo.

La sangre ayuda a la mente (shen)

La medicina china sostiene que la sangre ayuda a fijar la mente y favorece el desarrollo de procesos de pensamiento claros y estables. Un individuo que presente una carencia sanguínea puede tener propensión a la irritabilidad y la ansiedad porque la sangre no fija la mente de forma adecuada.

Las interrelaciones de la sangre

La sangre tiene una importante relación con todos los órganos yin (zang) del cuerpo. Esta consideración se expone con mayor detalle en el capítulo cuatro, donde se estudia la función de los diferentes órganos.

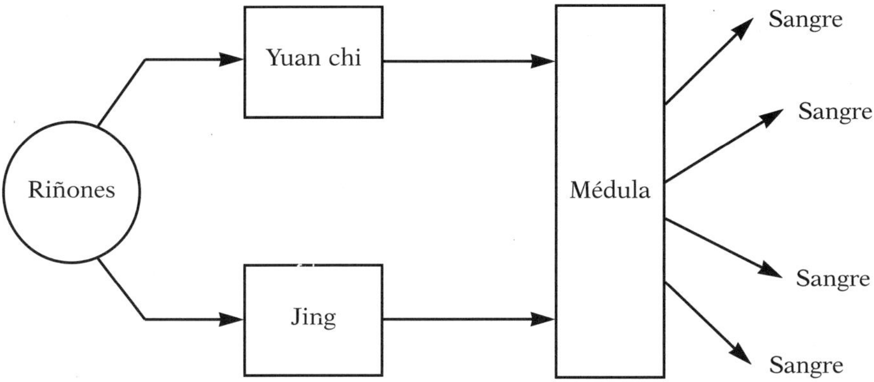

Figura 11 Producción de la sangre en el cuerpo mediante la acción de la médula

Sin embargo, es importante insistir un poco más en la íntima interdependencia de la sangre y el chi. La sangre es un aspecto del chi. El chi se puede considerar yang en relación a la sangre porque es más etéreo y, en consecuencia, la sangre se considera yin en relación al chi por ser más tangible. Esta íntima relación se interpreta de las siguientes maneras:

- El chi produce sangre.
- El chi transporta la sangre por el cuerpo.
- El chi retiene la sangre en los vasos sanguíneos.
- La sangre nutre el chi.

Los chinos resumen esta relación entre chi y sangre diciendo que «el chi es el comandante de la sangre y la sangre es la madre del chi».

Trastornos de la sangre

A continuación estudiaremos los tres tipos principales de trastornos de la sangre.

Sangre insuficiente (xue xu)

La carencia de sangre suele deberse a la incapacidad del bazo de poner en movimiento el gu chi para la producción de sangre. Por norma general, esta incapacidad se manifiesta en palidez, sequedad de piel y, en ocasiones, vértigo.

Sangre estancada (xue yu)

Si el chi es débil o se estanca, puede ocurrir que no sea capaz de transportar adecuadamente la sangre, lo que provoca un estancamiento sanguíneo. En muchas ocasiones, dicho estancamiento provoca dolores agudos y con frecuencia intensos. También favorece la aparición de tumores.

Calor en la sangre

Suele ser resultado del calor interno producido por el trastorno de otro órgano, por lo general, el hígado. Entre otras afecciones, provoca enfermedades de la piel y problemas mentales y emocionales.

Fluidos corporales

Se considera que los fluidos corporales (jing ye) son líquidos orgánicos que hidratan y lubrifican el cuerpo junto con la sangre, elemento que se estudia aparte dada la importancia que la medicina china le concede.

Origen y tipos de fluidos corporales

La figura 12 muestra el ciclo, bastante complejo, del origen y la transformación de los fluidos corporales.

Los fluidos corporales se originan en el proceso por el que el bazo y el estómago actúan sobre los alimentos sólidos y líquidos. En medicina china una función importante del bazo es separar, entre los fluidos que se ingieren con los alimentos, los «puros» de los «impuros». Los fluidos «puros» son enviados a los pulmones, donde son clasificados en fluidos «ligeros» y fluidos «densos». Los pulmones dispersan los «ligeros» para nutrir y humedecer la piel y los músculos del cuerpo, mientras que los «densos» son enviados a los riñones. La acción calorífica del yang del riñón discrimina de nuevo entre los fluidos «densos» y envía el fluido refinado de vuelta hacia arriba, para humedecer los pulmones, en tanto que los fluidos impuros pasan de los riñones a la vejiga, donde se excretan en forma de orina.

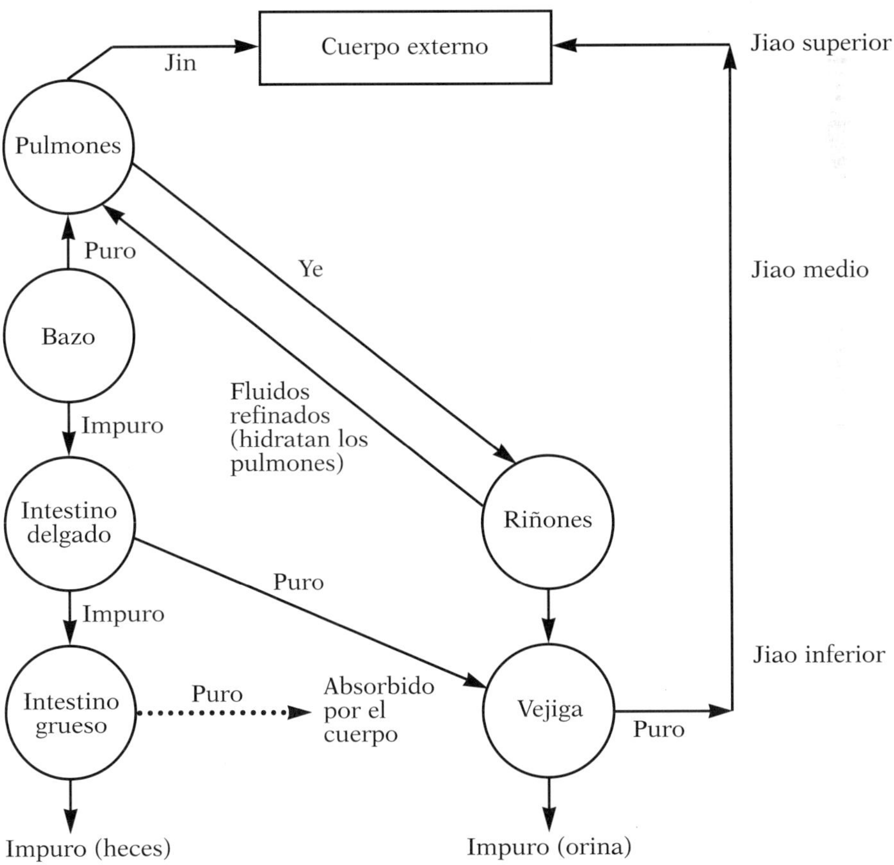

Figura 12 Producción de los fluidos corporales

Paralelamente a este proceso, los fluidos «impuros» del bazo pasan al intestino delgado, que los clasifica según el grado de pureza y envía los más puros a la vejiga y los más impuros al intestino grueso para su excreción definitiva en forma de heces, aunque el cuerpo todavía puede reabsorber los destilados más puros. La fase final del ciclo de los fluidos corporales todavía comporta una clasificación final en la vejiga, donde los «puros» son devueltos al cuerpo mediante la acción del san jiao o calefactor triple. Los impuros se excretan en forma de orina.

Es evidente que en la medicina china la producción y la circulación de los fluidos corporales es un proceso sutil y complejo. En todos los estadios tiene lugar un proceso ininterrumpido de clasificación y reciclaje que tiene como objetivo asegurar que el cuerpo extrae y utiliza la máxima cantidad de fluido beneficioso.

Hay dos tipos principales de fluidos corporales.

Fluidos ligeros (jin)

Los fluidos jin son ligeros y acuosos y se suele considerar que circulan con el wei chi por la piel y los músculos del exterior del cuerpo. Los riñones controlan su movimiento.

Fluidos densos (ye)

Los fluidos densos son muchos más pesados y espesos, y se cree que circulan por el interior del cuerpo junto con el ying chi bajo el influjo del bazo y los riñones.

La función de los fluidos corporales

La función de todos los fluidos corporales es, básicamente, hidratar y nutrir el cuerpo.

Los fluidos jin realizan esta función en beneficio de la piel, los músculos y el pelo. Fluyen de forma directa del cuerpo en forma de sudor, lágrimas y saliva.

Los fluidos ye realizan esta misma función en las articulaciones y el cerebro.

Los fluidos corporales, el chi y la sangre

A estas alturas del libro, debería ser evidente que la medicina china no concibe la existencia funcional de ninguna sustancia vital aislada. Sus funciones mutuas interactúan y se interrelacionan continuamente. Un buen ejemplo son el chi, la sangre y los fluidos corporales.

El chi es crucial en la producción y el transporte de los fluidos corporales y es asimismo el responsable de la retención de los fluidos en su sitio. Del mismo modo, si los fluidos corporales son escasos, el chi puede resultar dañado, ya que son básicos para mantener sano el chi.

Los fluidos corporales y la sangre se nutren mutuamente; además los primeros son esenciales para mantener una consistencia adecuada de la sangre de forma que no se estanque en los conductos y provoque la aparición de enfermedades derivadas de esta circunstancia.

Los trastornos de los fluidos corporales

Principalmente, los fluidos corporales presentan dos tipos de trastornos.

Carencia de fluidos corporales

Puede conllevar todo un abanico de problemas derivados del incumplimiento de la función nutritiva e hidratante. La carencia de fluidos en los intestinos, por ejemplo, puede provocar problemas de estreñimiento.

Acumulación de fluidos

La acumulación de fluidos acarrea problemas de humedad y flema. Por ejemplo, si el bazo resulta dañado a causa de una alimentación pobre, puede producir un exceso de humedad, que en general se manifiesta como letargo y sensación de pesadez en la parte inferior del abdomen.

El shen

La última sustancia básica que repasaremos brevemente es el shen, que podría traducirse como la mente o el espíritu del individuo. Quizá sea la mente el término más correcto, ya que la filosofía china hace distinciones entre los diversos aspectos del espíritu, tema que sobrepasa el ámbito de este libro.

No debemos considerar el shen simplemente como la mente que piensa, memoriza y procesa de forma lógica y, sin embargo, el shen no es la conciencia humana como tal, aunque podemos decir que la existencia de la conciencia humana es una prueba de la acción y la presencia del shen.

Tal vez sea más correcto interpretar el shen bajo la perspectiva de su relación con el chi y el jing.

En medicina china, jing, chi y shen se denominan de forma colectiva como los «tres tesoros» y son considerados los componentes esenciales para la vida del individuo.

- El jing es el componente más denso y el responsable de los procesos de desarrollo del cuerpo.
- El chi es el estadio siguiente, responsable de la vida animada más inmediata del cuerpo.
- El shen es el estadio más refinado, responsable de la conciencia humana.

Cuando los tres tesoros están en armonía, el individuo se siente pletórico de vitalidad y disfruta de agilidad y agudeza mental. La fuerza directriz del shen expresa la personalidad del individuo.

Los trastornos del shen

Una perturbación leve del shen puede manifestarse en forma de lentitud y confusión mental, ansiedad o insomnio. En casos extremos, una afección del shen provoca trastornos de la personalidad, perturbaciones mentales e incluso pérdida de conocimiento.

Resumen

Este capítulo es una introducción a las sustancias básicas de la medicina china. Como ha quedado de manifiesto, la concepción china difiere en gran medida de la tradición occidental, pero no es menos sutil y completa.

Puede ser de utilidad resumir los diferentes orígenes y funciones de las substancias fundamentales en una tabla.

Un buen consejo para facilitar la comprensión de estas ideas es no caer en la trampa de entender el chi, el jing, la sangre, los fluidos corporales o el shen como «cosas» que conforman el ser humano. Es preferible no olvidar que estas ideas describen ante todo un proceso y que estas sustancias básicas existen en un equilibrio dinámico constante. ¡En medicina china son la «danza de la vida»!

	Orígenes	*Funciones*
Chi	anterior al cielo – padres posterior al cielo – alimentos/aire	movimiento y actividad; calor; transformación; protección; retención
Jing	anterior al cielo – padres posterior al cielo – alimentos ingeridos	crecimiento; reproducción; desarrollo; apoyo al chi del riñón; producción de médula; base constitucional
Sangre	transformación de los alimentos; acción de la médula	nutrición; hidratación; ayuda al shen
Fluidos corporales	destilación de los alimentos ingeridos	hidratación; nutrición a traves de: jin: fluidos ligeros ye: fluidos densos
Shen	manifestación de la conciencia	mantenimiento de la agudez y la agilidad mental

Figura 12 a Cuadro sinóptico de las sustancias básicas

III
El sistema de meridianos

El propósito de este capítulo es aportar claridad y lógica a la comprensión del sistema de distribución de energía de la medicina china y establecer, en la medida de lo posible, su relación con la teoría general de esta medicina.

Se ha escogido la palabra «meridiano» para describir el sistema general pero, a menudo, los mismos meridianos se describen como «canales» e incluso «vasos» cuando se hace alusión a vías específicas del interior del cuerpo. La elección suele ser una preferencia personal, pero las palabras «canal» y «vaso» tienden a implicar la idea de carga, soporte y transporte, mientras que el término «meridiano» es mucho más neutral en la práctica.

¿Qué son los canales?

En la exposición del capítulo 2 quedó manifiesta la existencia de una vía a través de la cual estas sustancias impregnan todo el cuerpo. La medicina china describe el complejo sistema de canales y vasos conectores como el sistema de distribución que transporta el chi, la sangre y los fluidos corporales por el cuerpo.

Es fácil caer en la tentación de concebir los canales de la misma forma en que concebimos el sistema de vasos sanguíneos, las arterias, venas y capilares que transportan la sangre por el cuerpo. Esta comparación es tan útil como engañosa. Es útil en el sentido de que el sistema de canales es efectivamente responsable de la distribución de las sustancias básicas a través del cuerpo, pero puede inducir a error dado que la fisiología y la anatomía convencionales no son capaces de identificar esas vías en el cuerpo físico de la misma forma en que identifican los vasos sanguíneos.

Debemos recordar que la medicina china opera en gran medida a un nivel energético sutil. El chi, la sangre, el jing y el shen son, fundamentalmente, propiedades energéticas que continuamente oscilan en el límite entre lo físico y lo energético. Los efectos de los procesos que regulan las ponen de manifiesto en la fortaleza, debilidad, idiosincrasia y trastornos del cuerpo físico, pero en sí mismas continúan siendo de naturaleza esencialmente energética. Por tanto, quizá resulte más útil considerar el sistema de meridianos como una red de distribución energética que en sí misma tiende a una manifestación energética. De la misma forma que comprendemos el chi a través de sus efectos, el sistema de meridianos se entiende más como un proceso que como una estructura.

Una metáfora muy útil que se suele utilizar en medicina china para describir el flujo de chi es la de un río. El río tiene una fuente y sigue su curso hasta llegar al mar. En su trayecto, aumenta la profundidad de su cauce y la velocidad de la corriente mientras sigue el camino más «natural».

La filosofía china sostiene que el chi impregna todo el universo: no existe nada que no sea una manifestación del chi. En consecuencia, el chi impregna todos los microcosmos del cuerpo humano, pero las concentraciones de chi varían. Tal vez sea útil considerar el sistema de meridianos como la representación de zonas de alta concentración de chi. Al alejarnos de un canal en concreto no topamos de pronto con el «borde», sino que nos desplazamos de zonas de alta concentración a zonas de baja concentración, de un modo similar a la forma en que al alejarnos del centro del río, la profundidad del agua es cada vez menor e incluso al franquear la orilla física del río seguimos encontrando humedad en el suelo.

La figura 13 intenta ilustrar lo que se ha descrito.

Hemos construido una imagen del cuerpo impregnado por un sistema de energía que se concentra en zonas de alta densidad energética, denominadas canales. Como veremos más adelante, esta energía se halla en constante movimiento dinámico de formas muy específicas y dirige miríadas de procesos cuya manifestación global es el mismo organismo físico. Si dicho flujo de energía se debilita u obstruye por algún motivo, la consecuencia es un desequilibrio que a su vez se manifiesta como trastorno o enfermedad en el organismo físico.

¿Qué son los puntos de acupuntura?

Otro rasgo que siempre aparece en los gráficos de meridianos del cuerpo humano es que los canales individuales tienen marcados ciertos puntos específicos. Algunos canales tienen muchos, otros pocos, algunos puntos están muy juntos y otros aparecen más separados, pero ¿cómo se relacionan con el sistema de energía dinámica que acabamos de describir?

A lo largo de muchos de los canales se encuentran lo que podríamos describir más correctamente como «puntos de acceso». Retomando la comparación del río, pensemos en el efecto de un remolino que arrastra todo hacia el corazón del río: en realidad, proporciona un acceso a las profundidades del río. De ahí que resulte útil considerar los puntos de acupuntura como «vórtices de energía» que arrastran el chi dentro o fuera del flujo de energía del cuerpo y que proporcionan un punto de acceso a través del cual se influye directamente en el flujo del chi en el cuerpo (véase fig. 14).

Una simple presión sobre un «vórtice de energía» específico provoca cambios en el sistema energético, con los consiguientes efectos físicos. Ésta sería la base de un tratamiento simple de acupresión. Es probable que cuando padecemos un trastorno leve el instinto nos induzca a utilizar estas técnicas. Por ejemplo, frotar la zona de las sienes cuando tenemos dolor de cabeza estimula el «vórtice de energía» o punto de acupuntura conocido como taiyang. Lo

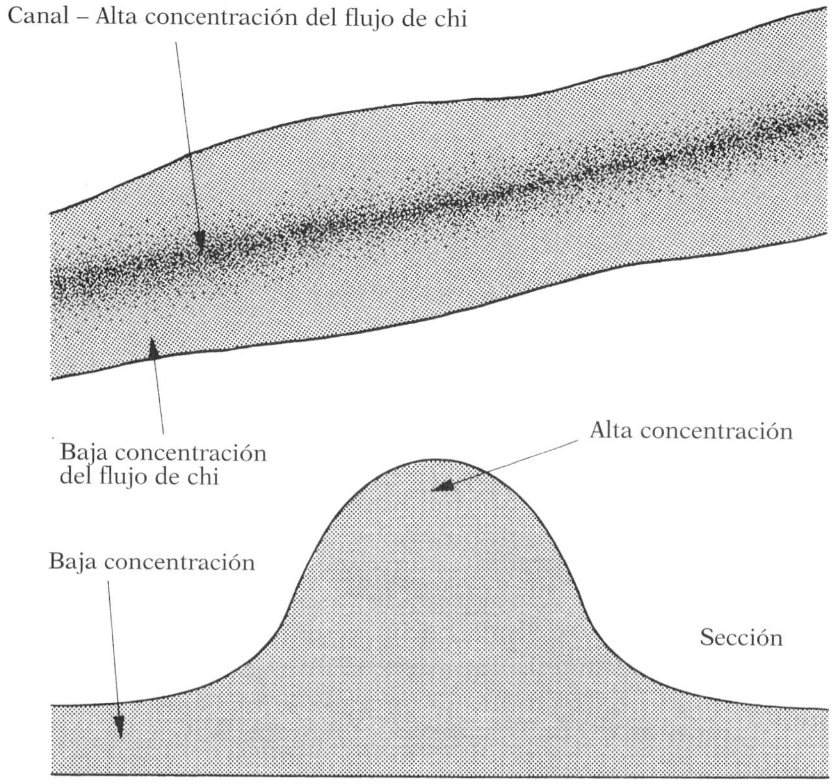

Figura 13 El flujo de chi en el cuerpo

único que hace la acupuntura es llevar esto un paso más allá. Las finas agujas se insertan en el sistema energético del paciente en una serie de vórtices o puntos de acupuntura adecuadamente seleccionados. La inserción de agujas ocasiona cambios en la estructura del sistema energético del paciente, lo que, en el mejor de los casos, provoca cambios beneficiosos a nivel físico. Es probable que el propio sistema energético del terapeuta actúe como un factor añadido en el proceso y que la aguja sea, a fin de cuentas, una extensión de ese sistema energético.

La explicación anterior debería haber proporcionado al lector una visión del sistema energético del cuerpo que le ayude a compren-

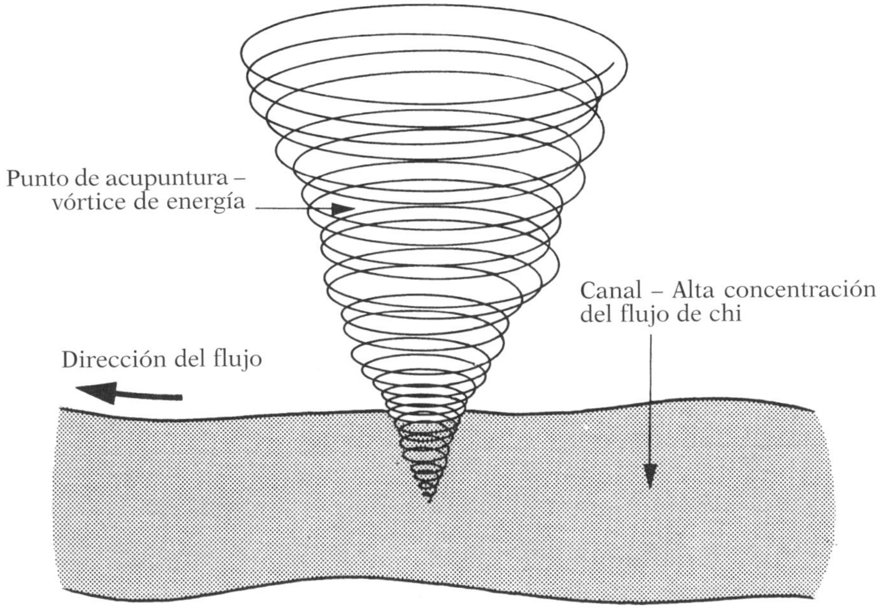

Figura 14 Punto de acupuntura

der el concepto de sistema de meridianos como una forma de «anatomía de la energía». Volveremos sobre el tema de la anatomía de la energía en el capítulo 8, donde se vuelve a exponer desde un punto de vista más especulativo.

El sistema de meridianos en la medicina china

Nos limitaremos a describir los canales en lo que atañe a sus correspondencias y sus funciones. El lector que desee estudiar el sistema con mayor detalle puede consultar el apartado de bibliografía. La figura 15 expone el sistema.

Si interpretamos el gráfico anatómico en un sentido literal parece que el sistema de meridianos esté compuesto de una serie de canales independientes que recorren la superficie del cuerpo; nada más lejos de la verdad.

Los canales pueden clasificarse según los tipos.

Los doce canales regulares (jing)

Estos doce canales regulares corresponden a los cinco órganos yin, los seis órganos yang y el pericardio, al que la medicina china considera un órgano yin en el aspecto funcional.

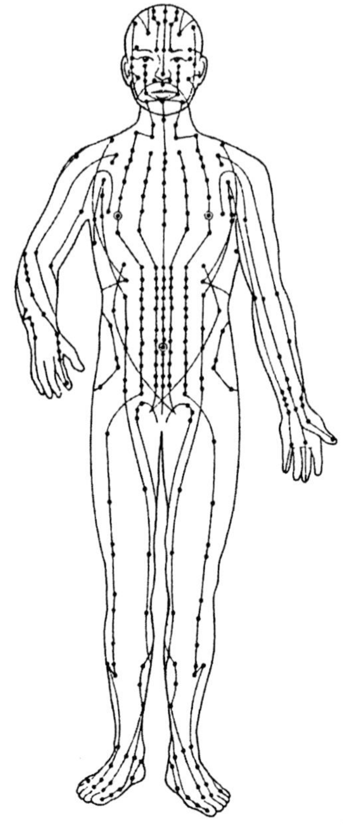

Figura 15 El sistema de meridianos básicos en el cuerpo

Hay tres órganos yin y tres órganos yang relacionados tanto con el brazo como con la pierna. Cada órgano yin se apareja con su correspondiente órgano yang. Las correspondencias yin/yang son las siguientes:

Órgano yin	*Órgano yang*
Pulmón	Intestino grueso
Corazón	Intestino delgado
Pericardio	San jiao
Hígado	Vesícula biliar
Riñón	Vejiga
Bazo	Estómago

El san jiao es un órgano de la medicina china que no tiene equivalente anatómico en la medicina occidental. Esta cuestión se trata en mayor profundidad en el capítulo cuatro.

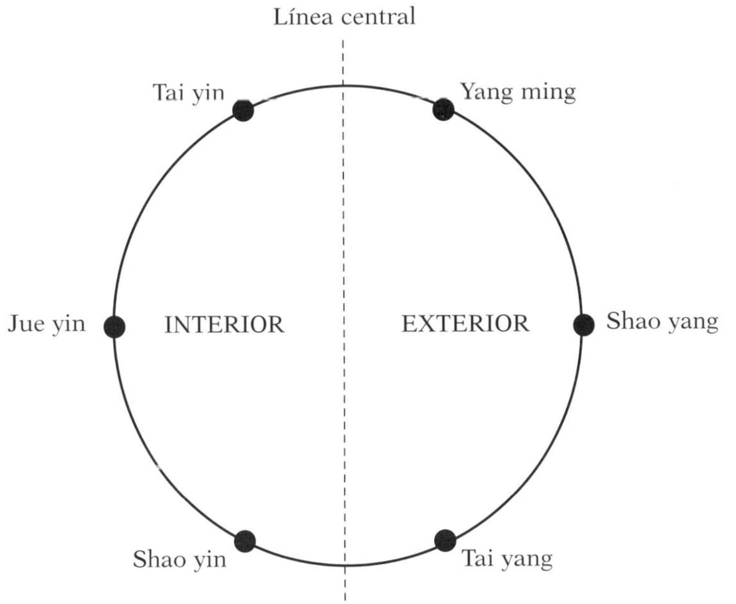

Figura 16 Distribución de los canales en las extremidades

Si observamos la sección transversal de una extremidad, la posición que ocupan los canales es la que aparece en la figura 16.

Hay seis pares de canales yin y seis pares de canales yang (tres de cada en el brazo y otros tres de cada en la pierna). La tabla es la siguiente:

Canal tai yin del brazo:	pulmón
Canal tai yin de la pierna:	bazo
Canal shao yin del brazo:	corazón
Canal shao yin de la pierna:	riñón
Canal jue yin del brazo:	pericardio
Canal jue yin de la pierna:	hígado
Canal yang ming del brazo:	intestino grueso
Canal yang ming de la pierna:	estómago
Canal tai yang del brazo:	intestino delgado
Canal tai yang de la pierna:	vejiga
Canal shao yang del brazo:	san jiao
Canal shao yang de la pierna:	vesícula biliar

La circulación del flujo de chi en los doce canales regulares

El chi fluye del pecho hacia las manos pasando por los tres canales yin del brazo (pulmón, pericardio y corazón). Allí, estos canales conectan con los tres canales yang equivalentes (intestino grueso, san jiao e intestino delgado) y suben hacia la cabeza. En la cabeza enlazan con los tres canales yang correspondientes de la pierna (estómago, vesícula biliar y vejiga) y de ahí, bajan por el cuerpo hasta los pies, donde conectan con sus correspondientes canales yin de la pierna (bazo, hígado y riñón) y vuelven a subir hacia el pecho para completar el ciclo de la circulación del chi.

A pesar de que el chi circula continuamente a través de los doce canales regulares, hay momentos en que el flujo del chi y de la sangre alcanza su punto culminante en un canal concreto. El ciclo diario de cotas máximas del flujo en cada canal es el que exponemos a continuación:

Pulmón (3-5h) → Intestino grueso (5-7h) → Estómago (7-9h) → Bazo (9-11h) → Corazón (11-13h) → Intestino delgado (13-15h) → Vejiga (15-17h) → Riñón (17-19h) → Pericardio (19-21h) → San jiao (21-23h) → Vesícula biliar (23-1h) → Hígado (1-3h)

Esta información puede ser de gran ayuda para el terapeuta a la hora de establecer el diagnóstico y decidir las estrategias de tratamiento.

Las funciones de los canales

Los canales son las estructuras de unificación energética de todo el cuerpo. Conectan el interior con el exterior y son vías y concentraciones del flujo de chi y sangre que recorren todo el cuerpo. Ejercen la función de transportar el wei chi protector por el cuerpo y, lo que es aparentemente contradictorio, son al mismo tiempo las rutas de acceso por las que los factores patógenos invaden el cuerpo, primero el externo y luego el interno.

Cabe destacar asimismo que los canales proporcionan al acupuntor los «puntos de entrada» para acceder al flujo de chi.

La comunicación entre canales

Los canales de los brazos y de las piernas que tienen el mismo nombre están «conectados» entre sí. De ahí que los problemas que aparecen en cierto canal u órgano puedan tratarse utilizando puntos del canal comunicante. Por ejemplo, un trastorno pulmonar se puede tratar a través de ciertos puntos del canal del bazo, porque ambos son canales tai yin.

Cada canal se relaciona también con su órgano correspondiente. Este es un claro ejemplo de comunicación exterior/interior. Del mismo modo, cada canal se relaciona con su correspondiente órgano yin o yang. Vamos a ilustrar esta correspondencia con un par de ejemplos.

1. Un problema en el canal del intestino grueso se puede tratar a través de puntos del canal del intestino grueso y también por medio de puntos del canal del pulmón (pareja yin del intestino grueso).

2. Un problema en los riñones se puede tratar a través de puntos del canal del riñón y también mediante puntos del canal de la vejiga (pareja yang de los riñones).

Los trastornos de los canales regulares

Hay que tener presente que un trastorno en un órgano en concreto puede afectar a los órganos correspondientes a través del sistema de canales.

Por ejemplo, una persona que siga una dieta excesivamente «fría», a base de ensaladas, alimentos a temperatura ambiente y crudos, fruta y bebidas heladas, puede padecer una insuficiencia de chi en el estómago. Esta carencia puede afectar a la energía yang del bazo (el órgano emparejado), con lo que el chi del bazo pierde su capacidad de ascender. En consecuencia, la energía del bazo decae y aparecen problemas como la diarrea. La conexión entre estómago e intestino grueso (canales yang ming) también acentúa este trastorno.

Los ocho canales extraordinarios

Estos ocho canales no guardan una relación directa con el sistema principal de órganos zangfu y, de ellos, sólo dos tienen puntos de acupuntura.

Los ocho canales extraordinarios son:

Ren mai	Vaso de la concepción
Du mai	Vaso de la regulación
Chong mai	Vaso de acceso
Dai mai	Vaso del ajuste
Yin wei mai	Vaso de conexión con el yin
Yang wei mai	Vaso de conexión con el yang
Yin chiao mai	Vaso de control del yin
Yang chiao mai	Vaso de control del yang

De estos canales, los más importantes son el du mai y el ren mai. Ambos tienen puntos de acupuntura independientes de los doce canales regulares. Los seis restantes se consideran de menor importancia y comparten puntos de acupuntura con los doce canales habituales.

Funciones de los canales extraordinarios

Se pueden destacar varias funciones específicas.

1. Actúan como depósitos de chi y sangre de los doce canales regulares, llenándose y vaciándose cuando es necesario.
2. Dada su estrecha relación con los riñones, transportan jing por el cuerpo.
3. Colaboran en la circulación el wei chi protector por el tronco del cuerpo y, por lo tanto, cumplen una función importante en el mantenimiento de la salud.
4. Proporcionan conexiones adicionales entre los doce canales regulares.

Los canales divergentes

Cada uno de los doce canales regulares tiene lo que se llama un canal divergente. Conectan los canales yin con los órganos zang asociados y los canales yang con los órganos fu.

La red sutil de canales (luo)

La sangre tiene unos vasos distribuidores principales, las arterias y las venas, pero también dispone de una gran cantidad de diminutos capilares conectores que aseguran la circulación del flujo sanguíneo por todos los rincones del cuerpo. De la misma forma, el sistema de meridianos está constituido por una red de pequeños canales conectores.

Los quince canales conectores

Estos canales tienen la misión de unir las parejas de canales yin y yang, por ejemplo, enlazan el canal del corazón con el del intestino delgado.

Cada uno de los doce canales regulares tiene un canal conector, el canal del bazo tiene dos y el ren mai y el du mai tienen uno cada uno, lo que nos da un total de quince canales.

Los canales sanguíneos diminutos y superficiales

Existe una gran cantidad de diminutos canales conectores que completan la estructura general del sistema de meridianos.

Conclusión

Hemos esbozado una panorámica del sistema de anatomía energética de los canales y los puntos de acupuntura, conceptos fundamentales para entender el modo en que la medicina china observa y comprende los procesos asociados al flujo de chi y de sangre. El terapeuta debe tener un conocimiento tan profundo de estas redes como el que tiene el médico occidental de la anatomía y la fisiología del cuerpo. Sin este conocimiento sería muy difícil una intervención afortunada.

Experimentar el propio flujo de chi

Uno de los principales problemas que se encuentran al abordar la medicina china es la adaptación a un sistema y un proceso que no se pueden observar de forma directa. Podemos comprobar fácilmente el flujo sanguíneo pinchándonos en el dedo, pero experimentar el flujo del chi no es tan sencillo.

A continuación se describe un ejercicio chigong que puede ser útil para intentar experimentar los efectos del flujo de chi.

1. Siéntese cómodamente con los pies apoyados en el suelo y la espalda erguida. Ponga las manos en el regazo con la palma hacia arriba.
2. Tómese dos o tres minutos para relajarse.
3. Levante los brazos a la altura del pecho con las palmas encaradas y separadas entre sí unos 15 o 20 cms. Los brazos deben estar relajados; evite estirarlos y tensar los músculos. Imagine que sostiene entre las manos una pelota de playa blanda y flexible.
4. Respire con naturalidad y, al inhalar, procure ensanchar la parte inferior del abdomen, la zona conocida en medicina china como dan tien inferior. Imagine el desplazamiento del chi desde este punto hacia la zona situada dos dedos por debajo del ombligo. Este punto del canal ren se llama «chihai» o «mar del chi».
5. Imagine la ascensión del chi por el canal ren y a lo largo de los canales yin por el interior del brazo. Preste especial atención al canal del pericardio, que baja por el centro interno del brazo hasta la punta del dedo corazón.
6. En cada exhalación imagine el chi que baja por el canal del pericardio hasta la palma de la mano. Concéntrese en el punto laogong del centro de la palma; es el pericardio ocho.
7. Empiece a observar conscientemente lo que experimenta en los puntos laogong de las dos palmas mientras continúa relajándose y respirando con naturalidad. Puede experimentar varias sensaciones: calor, frescor, hormigueo, sensación de atracción entre las dos palmas, etc. Simplemente, sea consciente de esa sensación.
8. Juegue con la experiencia de juntar y separar las palmas. Recorra con la palma de una mano la parte externa del otro brazo desde el pulgar hasta el codo. Guarde una distancia de unos dos centímetros por encima del brazo. Observe si nota «puntos calientes» al acercarse al lugar en que el laogong parece conectar con un punto del otro brazo. Al principio, es más fácil de experimentar en el punto hegu (en el monte carnoso entre el pulgar y el índice) o en el punto chuchi, en el codo.

Durante al realización de estos sencillos ejercicios empezará a experimentar el efecto del flujo de chi, en forma de calor, frío u otras sensaciones. Recuerde que la sensación no es el chi como tal, sino su efecto.

Piense en esta comparación: cuando la electricidad pasa por un cable, encuentra resistencia. Si la resistencia aumenta, la corriente calienta el cable. El calor del cable no es la electricidad, sino el efecto de la corriente eléctrica.

Considere de la misma forma su experiencia en este ejercicio. Lo que nota es el efecto del flujo de chi. Recuerde que no hay que buscar una sensación en concreto. Las sensaciones varían, aunque la más corriente sea cierta forma de calor.

Si practica los ejercicios chigong de forma regular, su capacidad para reconocer su propio flujo de chi y, de hecho, el de los demás, se desarrollará muy notablemente. Si lo desea, encontrará algunos títulos de libros sobre chigong en el apartado bibliográfico.

IV
El sistema zangfu

En este capítulo estudiaremos un sistema de vital importancia para comprender cómo entiende la medicina china el funcionamiento del cuerpo humano. Examinaremos las principales ideas del zangfu y veremos con mayor detalle las características fundamentales de cada zangfu.

Proceso y estructura

El primer punto a tener en cuenta es la diferencia entre proceso y estructura.

Los órganos del cuerpo como estructuras físicas

Esta idea resulta tan evidente para la mentalidad occidental que cabría preguntarse por qué la sacamos a relucir. Es importante afirmar lo obvio para destacar la diferencia respecto a lo que podría no ser tan obvio.

La anatomía y la fisiología occidentales han legado al mundo una visión muy sofisticada de las estructuras del cuerpo físico. Entre esas estructuras, se hace hincapié en la biología y función de los órganos individuales. Por ejemplo, se considera que el corazón es un bomba muy compleja y segura que asegura el flujo constante de sangre por todo el cuerpo.

El enfoque occidental de la medicina se ha preocupado, casi de forma exclusiva, por intentar comprender cuál es el funcionamiento normal de estas estructuras y las formas en que dicho funcionamiento normal puede romperse. Las terapias tienen como objetivo tratar de restablecer el buen funcionamiento de la estructura que sufre una disfunción.

Desde luego, esta forma de entender el cuerpo no tiene absolutamente nada de malo y, de hecho, ha sido fuente de progresos notables que habrían sido inconcebibles hace tan sólo unas décadas.

Sin embargo, veremos que esta forma de comprensión basada en el «sentido común» se queda corta cuando nos enfrentamos al modelo chino. En efecto, como regla básica, hay que dejar a un lado nuestra forma de conocimiento convencional al abordar la medicina china.

La experiencia demuestra que intentar combinar ambos sistemas acarrea problemas conceptuales que sólo consiguen dificultar la comprensión.

Los órganos del cuerpo como procesos

Lo primero que salta a la vista en el estudio de la medicina china es lo poco que se habla de los órganos en tanto que estructuras y, en cambio, lo extensamente que se estudia el sistema orgánico como parte de la globalidad del proceso dinámico de energía en el cuerpo humano.

Se pone de relieve la manera en que los órganos aseguran el flujo y reflujo de las sustancias fundamentales del cuerpo. La enfermedad se considera un desequilibrio del proceso que precisa alivio, no una «avería en la maquinaria» que hay que arreglar.

Esta diferencia de momento puede parecer un juego de palabras, pero a medida que exploremos el proceso de funcionamiento de cada uno de los sistemas orgánicos irá emergiendo todo su significado.

¿Qué son los zangfu?

La palabra zangfu es el nombre colectivo que se da a las diferentes series de órganos yin y yang que se conocen en medicina china.

Los órganos yin: los zang

Los zang son los cinco órganos sólidos (yin):

- El bazo
- El corazón
- Los pulmones
- El hígado
- Los riñones

Existe un sexto yin zang, el pericardio, que tiene su propio meridiano chi, pero su función está estrechamente asociada al corazón.

La medicina china entiende que los zang corresponden a un nivel profundo del cuerpo y que se encargan de la producción, el almacenamiento y la regulación de las sustancias fundamentales.

Los órganos yang: los fu

En medicina china, los fu son los seis órganos huecos (yang).

- El intestino delgado
- El intestino grueso

- La vesícula biliar
- La vejiga
- El estómago
- El san jiao (a veces llamado triple calentador)

En general, la medicina china considera que los fu corresponden a un nivel más superficial del cuerpo y que cumplen las funciones de recibir, clasificar, distribuir y excretar las sustancias corporales. Los fu no se consideran órganos de almacenamiento, sino órganos en los que continuamente se producen cambios y movimientos.

Los fu establecen la primera distinción interesante entre la visión occidental y la china en lo que a estructura y proceso se refiere. En la medicina china el san jiao se considera un órgano porque sus procesos son identificables, pero al mismo tiempo, es evidente que no existe ninguna estructura anatómica que permita identificar al san jiao. Una vez entendido el concepto de san jiao, podemos confiar en que estamos en el buen camino para abordar el sistema de la medicina china.

Los fu extraordinarios

Aparte de las principales descripciones del zangfu, el sistema tradicional de medicina china identifica también una serie de órganos de menor importancia en cuanto a los procesos. Son los siguientes:

- El cerebro
- El útero
- La médula
- Los huesos
- Los vasos sanguíneos
- La vesícula biliar (Atención: para acabar de complicar las cosas, la vesícula biliar se considera tanto un órgano fu como extra fu.)

En esta exposición del zangfu merece la pena explicar las funciones y los procesos de cada zang y de cada fu en particular. La descripción de cada zangfu se ilustra con el ejemplo sencillo de un trastorno corriente del órgano en concreto. Este tema se desarrolla con mayor profundidad en los capítulos siguientes.

Las funciones del zang

El corazón

El corazón regula la sangre

Esta función del corazón es la que más se aproxima a la idea occidental convencional.

El corazón controla y regula el flujo sanguíneo a través de los vasos. Es fundamental para asegurar un buen suministro de sangre a todos los tejidos del cuerpo. El buen funcionamiento se manifiesta en una temperatura regular en las extremidades y un pulso constante y uniforme. Un mal funcionamiento provoca que las extremidades estén frías, que el ritmo del pulso sea anormal y, en casos extremos, la aparición de los clásicos dolores de pecho relacionados con el corazón.

El corazón cumple también la función de transformar el chi procedente de los alimentos (gu chi) en sangre; una dieta pobre puede causar una disfunción del corazón.

El zong chi del pecho, que también interviene en la respiración de los pulmones, refuerza los latidos del corazón, que ponen la sangre en movimiento.

El corazón controla los vasos sanguíneos

La acción del corazón se refleja en el buen funcionamiento de los vasos sanguíneos. En medicina china, los vasos sanguíneos se consideran una extensión del corazón. El buen funcionamiento de éste revierte en una circulación sana, mientras que una disfunción puede provocar enfermedades tales como la arterioesclerosis.

El corazón alberga el shen

Como se expuso en un capítulo anterior, el shen es un concepto complejo en medicina china y puede tener diversos significados. Para el objetivo de este libro, es importante tener en cuenta que el shen representa la multitud de facultades mentales, psicológicas y espirituales que constituyen el rasgo central de la condición humana. Probablemente sea mejor describirlo como la fuerza que da forma a la personalidad.

Cuando el corazón mantiene el shen bajo control, podemos usar los atributos de nuestra personalidad de forma constructiva y sana, pero si el corazón no es capaz de albergar el shen pueden aparecer toda una serie de trastornos mentales y psicológicos. En medicina china suele decirse que el estado de salud del shen se refleja en los ojos.

El corazón se manifiesta en el cutis

Dado que la función del corazón consiste en asegurar el flujo constante de la sangre por el cuerpo a través de los vasos, es importante observar el cutis para valorar el funcionamiento del corazón. Cuando el corazón está sano, la tez está sonrosada y brillante, mientras que si el corazón funciona mal la tez presenta un aspecto apagado. Si la disfunción es tan grave que provoca la paralización de la sangre, el cutis puede tener un tono azulado o amoratado.

El corazón emerge en la lengua

En medicina china se suele decir que «la lengua es el espejo del corazón». Aunque la lengua permite juzgar el estado de otros órganos, es la función del corazón la que más claramente se manifiesta en ella, en particular en la punta. Si la sangre del corazón es insuficiente, la lengua tiene un color pálido y, cuando se produce un estancamiento de la sangre del corazón, la lengua presenta un color amoratado.

El corazón controla el sudor

La sangre y los fluidos corporales comparten el mismo origen y entre ambos hay un intercambio continuo. Por este motivo, cuando un paciente suda de forma anormal, debe tenerse en cuenta la función que en ello desempeña el corazón.

El corazón mantiene la alegría

La alegría es la emoción asociada al corazón en el sistema chino. La medida en que una persona manifiesta alegría de forma adecuada en su vida suele reflejar la salud del funcionamiento de su corazón. Como todo en la medicina china, las emociones se abordan desde la perspectiva del equilibrio y no de forma aislada. Por tanto, una tendencia a expresar emociones de alegría desbordante de forma inapropiada se interpreta como un trastorno en la misma medida que una actitud negativa o pesimista en exceso.

El bazo

El bazo regula el transporte y la transformación

La medicina china considera que el bazo es el órgano principal de la digestión. El bazo extrae los nutrientes de los alimentos en el estómago (gu chi), que forman la base del chi y de la sangre, y los transporta a los pulmones y al corazón para su transformación en chi y sangre. Un bazo sano se refleja en un buen apetito y una digestión, una energía y un tono muscular saludables. Una disfunción del bazo se manifiesta en cansancio, distensión abdominal, mala digestión y diarrea. Además, el bazo transforma y transporta fluidos por todo el cuerpo. El funcionamiento deficiente del bazo provoca una acumulación de fluidos corporales que da lugar a humedad interna, que a su vez puede manifestarse en edemas, obesidad y trastornos relacionados con la flema.

El bazo retiene la sangre

La función del bazo es controlar el flujo de la sangre en el interior de los vasos sanguíneos. Esta función no es la misma que la del corazón, que consiste en asegurar que la sangre fluye, es decir, que es «bombeada». Una disfunción del bazo puede ocasionar derrames sanguíneos que se manifiestan en forma de sangre en la diarrea y en la orina, o en una propensión a las contusiones. Las venas varicosas también se consideran un trastorno relacionado con el bazo.

El bazo domina los músculos y las extremidades

El bazo transporta chi refinado por todo el cuerpo, lo que asegura la forma y el tono correctos de los músculos y las extremidades. Cualquier tipo de deficiencia en el chi del bazo ocasiona una mala tonificación muscular que se traduce en fatiga, delgadez y una musculatura débil y laxa. Cualquier afección que presente cansancio tiene que combatirse a través del bazo.

El bazo emerge en la boca y se manifiesta en los labios

La boca cumple una función de vital importancia en la preparación de los alimentos para la digestión y, por tanto, en la medicina china, tiene una estrecha relación con el bazo. Si el bazo está sano, el sentido del gusto está muy agudizado y los labios, húmedos y sonrosados. Cuando se presenta una disfunción del bazo, el sentido del gusto pierde agudeza y los labios palidecen y se resecan.

El bazo controla la subida del chi

Una característica general de la función del bazo es que ejerce un efecto de elevación sobre la energía del cuerpo desde la línea central. De esta manera, el bazo mantiene en su lugar los órganos internos.

Un desequilibrio en la acción del bazo es fácil que ocasione afecciones como prolapso interno y desequilibrio del funcionamiento normal, lo que provoca desórdenes como la diarrea.

El bazo alberga el pensamiento

Debido a su acción elevadora, el bazo tiene la misión de enviar energía limpia a la cabeza y el cerebro, lo que se manifiesta en una claridad de pensamiento que proporciona sensación de ligereza y bienestar. En consecuencia, la capacidad de pensar con claridad y la concentración dependen del buen funcionamiento del bazo.

Un trastorno del bazo provoca una deficiencia de energía limpia en la cabeza, lo que ocasiona confusión y, algunas veces, desórdenes mentales. Esto puede derivar en una forma de bloqueo psicológico que dificulta la toma de decisiones y el avance en cualquier faceta de la vida. Una consecuencia de esto es, por ejemplo, que un estado de excesiva concentración (por ejemplo en un estudiante), puede dañar el bazo y ocasionar fatiga y letargo.

Los riñones

Los riñones almacenan jing y controlan la reproducción, el crecimiento y el desarrollo

Como ya se ha señalado anteriormente, el jing es la esencia de la vida y se almacena en los riñones. Es, en parte, una herencia de los padres y, en parte, una esencia refinada que se extrae de los alimentos.

El jing determina la fortaleza de nuestra constitución y es un componente esencial de todas las partes del cuerpo. Es ante todo la base del crecimiento y del desarrollo en la infancia, y un factor fundamental en la normalidad de la función sexual y reproductiva.

Cualquier trastorno en el jing de los riñones, con frecuencia por razones de constitución, puede tener consecuencias como retrasos del crecimiento, dificultades en el aprendizaje, esterilidad, problemas sexuales y senilidad prematura.

Los riñones producen médula, conforman el cerebro, controlan los huesos y fabrican sangre

Entre estos tejidos, aparentemente dispares, hay una serie de conexiones que los vinculan a los riñones. El jing del riñón es el responsable de la producción de médula y, en medicina china, la médula es el elemento esencial de los huesos, de la médula ósea, de la médula espinal y de la estructura del cerebro, por lo que de la salud del jing del riñón depende la fortaleza de huesos y dientes y el buen funcionamiento del cerebro.

Si surge algún problema en la producción de médula, pueden aparecer problemas de diversa índole, entre ellos, zumbidos, visión borrosa, trastornos mentales y dolor lumbar. La médula participa además en la producción de sangre, de modo que el deterioro de la función del riñón también ocasiona insuficiencias sanguíneas.

Los riñones mantienen la puerta de la vitalidad (fuego del mingmen)

El fuego del mingmen es la fuente de calor de todo el cuerpo. El mantenimiento de este fuego esencial constituye la parte yang de la función del riñón. La insuficiencia de energía yang del riñón afecta al fuego mingmen, lo que deriva en frío generalizado, letargo, deterioro de la función sexual y, si daña el bazo, también puede ser causa de malas digestiones.

Los riñones regulan el agua

Una función importante de los riñones es la regulación del equilibrio de fluidos en el cuerpo. Como los riñones controlan el jiao inferior, con frecuencia llamado «acequia de drenaje», se considera que una de sus funciones es eliminar del cuerpo las aguas residuales.

Cuando los riñones funcionan bien, son capaces de devolver los fluidos limpios a los pulmones y excretar los fluidos sucios a través de la vejiga. Si el riñón funciona mal, puede presentarse una amplia gama de problemas urinarios.

Los riñones controlan la recepción de chi

Esta función representa la relación armoniosa entre los riñones y los pulmones. Los pulmones hacen descender el chi y los riñones lo retienen abajo, favoreciendo así un proceso respiratorio sano.

El deterioro de la función del riñón hace que el chi se rebele y suba, lo que causa dificultades respiratorias y, en casos extremos, asma crónica. La medicina china considera que la intervención de los riñones en el buen funcionamiento respiratorio es muy importante.

Los riñones emergen en el oído

La nutrición del oído depende del jing del riñón y cualquier afección de éste puede ocasionar zumbidos y sordera. Es frecuente que, a medida que el jing disminuye con la edad, aparezcan problemas de oído.

Los riñones se manifiestan en el pelo

La nutrición del pelo también depende del jing del riñón. Si el funcionamiento es normal, el pelo está sano y brillante, mientras que si es deficiente el pelo se vuelve quebradizo y se ve mate y sin vida; también pueden aparecer canas y debilidad prematuras.

Los riñones albergan la voluntad y controlan el miedo

La conexión entre la voluntad y la emoción del miedo se observa en los riñones. Se cree que los riñones son la base de la vida y, en consecuencia, la percepción del poder personal y la voluntad para triunfar en la vida dependen en gran medida del buen funcionamiento de los riñones.

Del mismo modo, el mal funcionamiento del riñón provoca sentimientos de debilidad y timidez y hace que el individuo sea incapaz de enfrentarse a las exigencias de la vida.

Los pulmones

Los pulmones regulan el chi y la respiración

Esta función, la más importante de los pulmones, coincide y difiere al mismo tiempo de la que les otorga la concepción convencional de Occidente. Los pulmones regulan la inhalación de chi puro del aire y la exhalación de chi impuro. La diferencia crucial consiste en que, en la medicina china, es el chi que obtenemos del aire lo que de verdad importa y no sólo el oxígeno en sí. Cuando los pulmones funcionan bien, el ritmo respiratorio es uniforme y regular.

El segundo aspecto de control del chi es la función que desempeñan los pulmones en la formación del chi que utilizamos en el cuerpo. El bazo envía el chi extraído de los alimentos a los pulmones, donde se mezcla con el chi puro inhalado con el aire para formar lo que se conoce como zong chi, que es el aspecto del chi que se encarga de que los pulmones contribuyan a la distribución de chi por todas las zonas del cuerpo.

Un desequilibrio pulmonar puede desembocar en síntomas generales de deficiencia de chi que afectan a todo el cuerpo y provocan debilidad general y cansancio.

Los pulmones controlan la dispersión y el descenso

Los pulmones dispersan el chi defensivo (wei chi) y los fluidos corporales por las capas más superficiales del cuerpo.

Unos pulmones sanos mantienen el cuerpo a una temperatura uniforme y, además, lo protegen de la invasión de agentes patógenos externos como el frío, el viento y la humedad. Si el chi del pulmón es débil, el cuerpo está muy expuesto a las enfermedades. Por ejemplo, cuando «cogemos un resfriado» es probable que sea porque el chi del pulmón esté agotado, lo que permite que el frío invada el cuerpo y el órgano que resulta más inmediatamente afectado es, por supuesto, el pulmón.

Por lo que respecta a los fluidos corporales, los pulmones controlan el buen funcionamiento de la sudoración, lo que significa que cuando se suda de forma anormal es probable que los pulmones estén afectados.

La medicina china describe los pulmones como el zang superior del cuerpo y, por tanto, se dice que la función natural de los pulmones es la de descenso. Los pulmones envían el chi a los riñones (zang inferior), que lo retienen abajo. La interacción dinámica de los pulmones y los riñones es vital para una respiración sana. Si la función de descenso se ve afectada, pueden sobrevenir problemas de pecho, entre ellos, tos, congestión e incluso asma.

Los pulmones también envían fluidos corporales a los riñones, donde son clasificados en puros e impuros. Unos pulmones sanos proporcionan un buen metabolismo de fluidos. Por el contrario, una disfunción pulmonar puede ser la causa de la aparición de hinchazones y edemas en la parte superior del cuerpo, principalmente en la cara.

Los pulmones regulan el tránsito de agua en el cuerpo

Tal como dijimos, los pulmones intervienen en la dispersión saludable de los fluidos corporales por todo el cuerpo. El mal funcionamiento pulmonar provoca retención de orina.

Los pulmones controlan la piel y el pelo

Tal como se ha señalado, los pulmones tienen la importante función de asegurar que el chi y los fluidos fluyan de forma regular y efectiva en las partes externas del cuerpo. En consecuencia, ejercen una poderosa influencia sobre la piel y las glándulas sudoríparas. El mal funcionamiento pulmonar produce aspereza y sequedad en la piel. La medicina china siempre considera las enfermedades de la piel como prueba de un trastorno pulmonar. Es interesante señalar que esto proporciona una base sólida a la conexión observada entre las alergias de la piel y las alergias pulmonares, como por ejemplo el asma y los eccemas.

En cuanto al pelo, los pulmones controlan el estado del vello de todo el cuerpo. El pelo de la cabeza está relacionado con el riñón. La salud del vello del cuerpo está estrechamente vinculada al estado de la piel.

Los pulmones emergen en la nariz

La nariz se considera la abertura de los pulmones y, en consecuencia, el estado de los pulmones determina factores como la agudeza del sentido del olfato o que la nariz esté o no despejada. Es evidente que la disfunción pulmonar ocasiona trastornos en estos aspectos.

Los pulmones proporcionan una sensación de conexión con el mundo.

La medicina china sostiene que los pulmones son responsables del grado en que establecemos contactos saludables y constructivos con el mundo en que vivimos. Una función pulmonar sana nos permite mantener estructuras en nuestra relación con los demás. Un mal funcionamiento de los pulmones puede producir un estado de alienación.

En concreto, la emoción asociada a los pulmones es el sufrimiento. Cuando abordamos la pérdida y los cambios de forma saludable, podemos controlar y aprovechar nuestra manera de sentir y experimentar el sufrimiento. Cuando los pulmones padecen un trastorno, resulta muy difícil superar el sufrimiento y enfrentarse a los cambios.

El hígado

El hígado almacena la sangre

Una de las principales funciones del hígado es regular la cantidad de sangre en circulación, que como es natural varía en función de las exigencias de la actividad física. Así, cuando el cuerpo necesita aumentar el flujo sanguíneo, el hígado libera sangre y cuando el cuerpo requiere menos flujo, el hígado se encarga de almacenar el exceso de sangre hasta que vuelve a necesitarse. Cuando la función del hígado es normal, el cuerpo recibe un buen suministro de sangre y está sano, fuerte y flexible. La disfunción del hígado causa debilidad y rigidez.

En la mujer, dada esta función de almacenamiento y suministro de sangre, el hígado tiene una estrecha relación con la menstruación y muchos problemas ginecológicos suelen depender del funcionamiento del hígado.

El hígado controla el flujo uniforme de chi

Es una de las funciones más importantes del hígado. El libre flujo de chi por todo el cuerpo es fundamental para la buena marcha de todas las funciones del cuerpo y, por ello, el chi estancado en el hígado se suele asociar a muchos trastornos. Clínicamente, es probable que sea la afección que con mayor frecuencia se encuentra el terapeuta de medicina china. Los problemas derivados del estancamiento del chi en el hígado se expondrán con mayor detalle en otro apartado.

También se considera que dicha función del hígado de uniformizar y dar fluidez está relacionada con la armonización de las emociones. El estancamiento emocional ocasiona problemas como la ira y la frustración.

El hígado controla los tendones

En la medicina china, el concepto de «tendón» abarca los ligamentos, los tendones y su interacción con los músculos. Por lo tanto, el hígado se considera muy importante para la capacidad de movimiento y la flexibilidad. La capacidad de los tendones para expandirse y contraerse de forma efectiva depende de la nutrición que aporta la sangre del hígado, que, a su vez, requiere un flujo uniforme de chi del hígado.

El hígado se manifiesta en las uñas

La medicina china considera que las uñas forman parte de los tendones y de ahí derivan su conexión con el hígado. Si la sangre del hígado está sana las uñas están fuertes e hidratadas. Si hay una insuficiencia de sangre del hígado, es probable que las uñas sean delgadas, quebradizas y de color pálido.

El hígado emerge en los ojos

Los ojos precisan la nutrición que les aporta la sangre del hígado para ver con claridad. Por lo tanto, se considera que el estado de salud de los ojos depende del buen funcionamiento del hígado. Cuando la sangre del hígado es insuficiente, pueden aparecer distintas enfermedades oculares.

El hígado ejerce control

La medicina china cree que el hígado es el zang que nos ayuda a controlar nuestra vida en todas sus facetas. Cuando el hígado está equilibrado y funciona bien, podemos ejercer un control efectivo sobre los acontecimientos de la vida y responder a los cambios repentinos de forma razonable y flexible. Por otro lado, si el hígado sufre algún tipo de disfunción, tiende a ejercer un control excesivo, rígido e inflexible, o bien un control deficiente, lo que ocasiona accesos de ira y reacciones emocionales irracionales. En los trastornos relacionados con el estrés siempre aparece una disfunción del hígado.

El pericardio

Es importante señalar la primera anomalía con la que nos encontramos llegados a este punto. La medicina china tradicional sostiene que el pericardio es un órgano yin, pero no lo incluye entre los cinco grandes órganos zang. En la práctica, el pericardio está estrechamente asociado al corazón.

El pericardio protege al corazón

La medicina occidental entiende por pericardio el conjunto de las membranas, visceral y externa, que rodean el corazón y lo protegen. De forma similar, en medicina china, se cree que el pericardio protege al corazón de la invasión de agentes patógenos externos y de trastornos tales como la fiebre alta. El pericardio, en este último caso retiene el calor y de este modo protege el principal órgano yin, el corazón.

El pericardio guía la alegría y los placeres

Esta función un tanto vaga del pericardio parece relacionada con la asociación que se establece entre el corazón y la emoción de la alegría. Es importante comprender que la medicina china considera un trastorno tanto la falta como el exceso de alegría en la vida de una persona. En consecuencia, en su función de protector del corazón, el pericardio ejerce de guía a lo largo de nuestra vida para ayudarnos a experimentar la alegría y los placeres de forma equilibrada.

En este capítulo, hemos examinado las funciones de cada órgano yin con bastante detalle, lo que probablemente nos habrá ayudado a entender por qué la idea de proceso es tan importante en medicina china. Cuando más adelante estudiemos algunos de los trastornos más habituales, veremos que la complejidad del zangfu no acaba aquí. Sus funciones interactúan entre sí y esta combinación de influencias hace que la medicina china resulte tan frustrante como infinitamente fascinante.

Antes de examinar el funcionamiento del conjunto, debemos repasar brevemente la función de los órganos yang del cuerpo: los fu. Para el propósito de este libro nos centraremos en los órganos zang, pero es importante tener en cuenta los fu (véase el apartado de bibliografía).

Las funciones de los fu

La vesícula biliar

La vesícula biliar almacena bilis

La bilis se almacena y se excreta en el tracto digestivo para facilitar la digestión.

La vesícula biliar domina la capacidad de decisión

La vesícula biliar controla la capacidad de emitir juicios. Su mal funcionamiento puede impedir tomar decisiones correctamente.

La vesícula biliar está emparejada con el hígado.

El estómago

El estómago recibe y almacena los alimentos

El estómago recibe los alimentos, separa la esencia pura, que pasa al bazo, donde se refina y se convierte en gu chi, y envia la impura al intestino delgado.

El chi del estómago desciende

Si el estómago no cumple su función de enviar el chi hacia abajo para que sea procesado, éste se «rebela hacia arriba», y provoca hipo, náuseas y vómitos. El estómago está emparejado con el bazo.

El intestino delgado

El intestino delgado separa lo puro de lo impuro

El intestino delgado recibe la comida parcialmente digerida del estómago. La parte pura se extrae bajo el control del bazo y la impura pasa al intestino grueso o a la vejiga para ser excretada. El intestino delgado realiza esta misma función respecto a los fluidos corporales.

El intestino delgado está emparejado con el corazón.

El intestino grueso

El intestino grueso absorbe lo puro y excreta lo impuro

Recibe las impurezas del intestino delgado, las vuelve a refinar para extraer cualquier fluido o esencia pura aprovechable y excreta las impurezas en forma de heces.

El intestino grueso está emparejado con los pulmones.

La vejiga

La vejiga almacena orina y controla la excreción

La vejiga recibe los fluidos corporales sobrantes procedentes de los pulmones, del intestino delgado y del intestino grueso y, bajo la influencia y el control de los riñones, los almacena y los excreta en forma de orina.

La vejiga está emparejada con los riñones.

El san jiao

El san jiao coordina la transformación y el transporte de los fluidos del cuerpo

El san jiao coordina la función del agua en las zonas del jiao superior, medio e inferior del cuerpo. El san jiao es comparable al director que supervisa el trabajo de su «equipo».

El san jiao regula la función térmica del cuerpo

Controlando la coordinación apropiada de la energía yang de los riñones, el san jiao ayuda a mover el chi y a mantener la temperatura ambiente en el cuerpo. Esta función se conoce también por el nombre de triple calentador.

El san jiao está emparejado con el pericardio.

Las funciones de los fu extraordinarios

Por si no tuviéramos suficiente con el zangfu, la medicina china también habla de los extra fu o fu extraordinarios (a veces descritos como fu curiosos).

Son similares a los fu en la medida en que se considera que están huecos, aunque desempeñan funciones de almacenamiento, lo que los relaciona más estrechamente con los órganos zang. Suelen almacenar las esencias yin del cuerpo, es decir, el jing, la médula y la sangre.

A continuación, apuntamos brevemente sus funciones:

- El útero regula la menstruación y favorece la concepción. (Se habla de un equivalente masculino situado en la zona del dan tien, llamado palacio del semen.)
- El cerebro almacena médula: se conoce también como el «mar de médula».
- La médula nutre los huesos y rellena el cerebro.
- Los huesos almacenan médula ósea.
- Los vasos sanguíneos contienen la sangre.
- La vesícula biliar también se considera un fu extraordinario porque tiene la función de almacenar bilis.

Los fu extraordinarios se han apuntado de forma sucinta simplemente por razones de exhaustividad, pero no se describen en profundidad.

El zangfu: conclusión

Hemos dado un repaso breve pero exhaustivo a los principales puntales estructurales de la medicina china. El lector que desee más información puede consultar el apartado bibliográfico.

Tras lo que hemos aprendido sobre el zangfu, podemos pasar a examinar la forma de aplicarlo a la comprensión de lo que ocurre cuando el cuerpo empieza a ocasionarnos problemas.

V

Las causas del desequilibrio

Una vez expuesta la descripción del elaborado sistema que utiliza la medicina china para comprender el cuerpo y sus procesos, queda patente la gran importancia de la idea del equilibrio dinámico en este sistema. El concepto de desequilibrio no resulta extraño dado lo poco que se incide en las estructuras y lo mucho que se habla de los procesos.

La concepción de la medicina occidental, más mecanicista, remite constantemente a una línea de pensamiento que equipara la enfermedad a algo que causa un «colapso» en alguna parte de nuestro mecanismo biológico. Esta visión se traduce inevitablemente en un tipo de tratamiento centrado en la «porción» concreta que se ha dañado. En ocasiones esta orientación resulta apropiada y proporciona tratamientos acertados y efectivos, pero crea un cuadro psicológico que a veces es contraproducente.

Por otro lado, la medicina china considera que la enfermedad es producto de las influencias que perturban la armonía y el equilibrio de todo el sistema energético y, aunque estas influencias pueden aparecer como síntomas específicos, se nos insta a no perder de vista el «equilibrio del conjunto». En este capítulo estudiaremos las influencias que la medicina china considera importantes cuando aparece un trastorno.

Dividiremos las causas de los trastornos en tres tipos generales:

- Internas
- Externas
- Diversas

Causas internas de los trastornos

Como ya se ha explicado en el capítulo 4 al tratar del sistema zangfu, la medicina china considera que los órganos internos influyen no sólo en las funciones físicas del cuerpo, sino también en el aspecto psicológico y espiritual.

Se afirma que las principales causas internas de desequilibrio son de naturaleza esencialmente psicológica y se las conoce como las siete emociones.

Estas siete emociones son las siguientes:

- ira
- alegría
- tristeza
- sufrimiento
- preocupación
- miedo
- terror

En algunos casos encontramos solapamientos evidentes entre algunas de estas emociones, mientras que en otros casos la diferencia es más bien una cuestión de grado, como ocurre con las parejas de tristeza y sufrimiento, o miedo y terror. Como en otros temas, la medicina china no establece límites perfectamente definidos entre las emociones y dichos solapamientos no se consideran problemáticos.

Retomando el concepto de las correspondencias entre los cinco elementos, las emociones se asocian al sistema orgánico de la siguiente manera:

Emoción	Zang	Fu
Ira	Hígado	Vesícula biliar
Alegría	Corazón	Intestino delgado
Tristeza Sufrimiento	Pulmones	Intestino grueso
Preocupación	Bazo	Estómago
Miedo Terror	Riñón	Vejiga

Así, cuando se atiende a la relación entre los cinco elementos y su fu, las siete emociones se reducen a cinco.

Evidentemente, la experiencia de la emoción es intrínseca a la experiencia humana y, en medicina china, estas emociones son tan importantes en el mantenimiento de la salud como en la creación de una salud potencialmente enfermiza.

Se considera que siempre es una cuestión de grado. Es el exceso o la carencia de expresión emocional en cualquier área lo que provoca el desequilibrio. Las siete emociones no se consideran ni «buenas» ni «malas»; lo importante es cómo se equilibran en la vida de un individuo. De ahí que, por ejemplo, se crea que el exceso de alegría es un estado tan desequilibrado como el exceso de sufrimiento, lo que ocurre es, simplemente, que el trastorno se presenta de forma diferente.

A continuación se describen cada una de las siete emociones y se explica de qué forma pueden conducir la falta de armonía.

La ira

La ira abarca toda la variedad de emociones asociadas, entre las que se encuentran el resentimiento, la irritabilidad y la frustración. La ira afecta el hígado y provoca el estancamiento del chi del hígado, lo que puede dar lugar a dolor de cabeza, confusión y otros síntomas. A largo plazo, puede causar hipertensión arterial y problemas relacionados con el estómago y el bazo.

La alegría

El concepto de alegría hace referencia a un estado de agitación o sobreexcitación más que a la idea de bienestar profundo.

El órgano al que afecta más directamente es el corazón. La hiperestimulación puede acarrear problemas de fuego en el corazón, que se manifiestan en síntomas como agitación, insomnio y palpitaciones.

La tristeza y el sufrimiento

Los pulmones están directamente relacionados con estas emociones. Una manifestación normal y saludable de la tristeza o el sufrimiento se expresa mediante un sollozo que se origina en lo más profundo de los pulmones, con la consiguiente respiración profunda y expulsión de aire con el sollozo. Sin embargo, la tristeza que no se resuelve y se vuelve crónica puede crear un desequilibrio pulmonar y debilitar el chi del pulmón, lo que a su vez interfiere en la acción de los pulmones para la circulación del chi.

La preocupación

En la medicina china, la preocupación se considera el resultado de una concentración excesiva o de una sobreestimulación mental e intelectual. Cualquier actividad que requiera un gran esfuerzo mental es susceptible de provocar un desequilibrio.

El órgano que más se ve amenazado es el bazo. Puede darse una insuficiencia de chi del bazo, lo que a su vez causa inquietud, que deriva en fatiga, letargo e incapacidad de concentración, todo lo cual se ve potenciado por el hecho de que los individuos que presentan este tipo de conducta suelen tener hábitos de alimentación irregulares y poco saludables que contribuyen a empeorar el estado del bazo.

El miedo y el terror

El miedo es una emoción humana normal cuyo objetivo es la adaptación al medio, pero cuando se hace crónica y la causa del miedo no se puede tratar directamente, es probable que se produzca un desequilibrio. El órgano más amenazado son los riñones. En casos de miedo extremo, la capacidad de los riñones para controlar el chi queda inhibida y se dan casos de enuresis, lo que puede ser todo un problema durante la infancia. El chi del riñón se agota y provoca una carencia de yin del riñón, lo que a su vez ocasiona síntomas de calor vacío, como por ejemplo, sudores nocturnos y sequedad de boca.

La mayoría de las personas experimentan una amplia gama de emociones que varían en intensidad. Algunas son apropiadas y tendentes a la adaptación, y otras no tanto. Es importante tener en cuenta cómo influyen estas emociones en el equilibrio del chi del cuerpo y de qué forma esta circunstancia puede ser causa de desequilibrios.

Causas externas de los desequilibrios

La medicina china considera que hay seis causas externas de desequilibrio relacionadas con las condiciones climáticas. Se las conoce con los diferentes nombres de «las seis influencias perniciosas», «los seis factores patógenos» o «los seis males exteriores». Son las siguientes:

- viento
- frío
- humedad
- fuego y calor
- sequedad
- calor de verano

A continuación hablaremos de cada una de ellas.

El viento

El viento se considera una influencia patógena yang y se sostiene que sus características en el cuerpo son similares a las que se presentan en la naturaleza.

En concreto son:

- El viento causa movimiento
- El viento causa cambios repentinos
- El viento causa sacudidas y oscilaciones

El viento es un factor externo muy influyente y tiene el efecto de penetrar en el exterior del cuerpo y, a menudo, combinarse con otros factores externos, en particular el frío, para invadir el cuerpo. Los desequilibrios producidos por el viento suelen caracterizarse por su aparición súbita.

Una afección muy habitual relacionada con el viento es el resfriado. Si el wei chi es débil, el viento y el frío penetran fácilmente la superficie del cuerpo y enseguida traspasan el más «externo» de los zang internos, es decir, los pulmones, y aparecen los clásicos síntomas, estornudos, escalofríos, mucosidad, etc. Es interesante destacar que cuando sobreviene un desequilibrio producido por el viento y el frío, los síntomas propios del frío se convierten en síntomas de calor, del mismo modo que el yin se transforma en yang. De esta forma, el trastorno deriva en fiebre, dolor de garganta, sequedad de boca y flema amarillenta y espesa.

El viento también se asocia a trastornos internos, normalmente relacionados con el hígado. El viento interno del hígado suele ser una afección mucho más grave y puede dar lugar a dolencias como la epilepsia, la apoplejía y la enfermedad de Parkinson. El viento interno del hígado aumenta y provoca sacudidas y temblores en el cuerpo.

El viento se relaciona con la primavera de acuerdo con la tabla de correspondencias de los cinco elementos, lo que significa que según la medicina china el individuo está más expuesto durante la estación primaveral a sufrir trastornos externos ocasionados por el viento.

El frío

El frío se considera una influencia patógena yin y sus principales efectos son:

- El frío restringe el movimiento.
- El frío restringe el calor del cuerpo.
- El frío contrae el cuerpo.
- El frío provoca el estancamiento.

El frío invade en forma de ataque repentino y provoca una sensación de enfriamiento intenso, dolor de cabeza y aversión a las bajas temperaturas. Se siente un dolor generalizado por todo el cuerpo y es probable que no haya señales de sudor.

Si no se trata, la invasión de frío puede afectar a los pulmones, como ya se ha dicho antes, pero también al estómago y al bazo, y es posible que cause dolor abdominal, vómitos y diarrea. Además, puede afectar al canal del hígado, en particular a la zona de los genitales, y causa dolor y malestar.

El frío interno acostumbra a derivar en una deficiencia crónica de yang, producida por causas diversas, entre ellas una exposición prolongada al frío exterior.

Como era de esperar, el frío se asocia al invierno.

La humedad

La humedad se considera una influencia patógena yin. El concepto de humedad en medicina china comparte muchas de las cualidades de la humedad ambiental

Destacan:

- La humedad es húmeda.
- La humedad es pesada y persistente.
- La humedad tarda en desaparecer.

Cuando la humedad invade el cuerpo, aparece la pereza, el cansancio, la pesadez en las extremidades, la confusión mental y el letargo general. Todos los residuos corporales tienden a ser viscosos y turbios y la lengua suele tener una capa pegajosa. El bazo es particularmente sensible a la humedad, que inhibe sus funciones de transporte y transformación, lo que lleva a la distensión abdominal y, a menudo, a la aparición de diarrea. La humedad provoca rigidez en las articulaciones, en especial al levantarse por la mañana, que pueden presentar dolor e inflamación, como se observa en algunos estados de artrosis. Además, la humedad suele sumarse tanto al frío como al calor.

Si el bazo resulta dañado a causa de la invasión de la humedad externa, o debido a una dieta pobre, puede que la humedad interna se haga crónica y lleve a la acumulación de flema. Desde el punto de vista de la medicina china, la flema interna «invisible» puede ser especialmente problemática porque propicia la aparición de afecciones como el vértigo crónico o la hipertensión (presión sanguínea alta).

En el calendario chino, la humedad se asocia al verano tardío, que puede ser húmedo. Sin embargo, es razonable pensar que la humedad se presenta en cualquier estación del año según las condiciones climáticas locales.

El fuego y el calor

En medicina china no es extraño utilizar de forma intercambiable las palabras «fuego» y «calor». Se consideran influencias patógenas yang y sus características son evidentes:

- El fuego y el calor son calientes.
- El fuego y el calor inducen al movimiento.
- El fuego y el calor secan.

El fuego y el calor dan lugar a todo un abanico de síntomas de calor, tales como fiebre, inflamación, enrojecimiento de los ojos, aversión al calor, erupciones calientes de la piel, etcétera. Ejercen un gran efecto secante sobre los fluidos del cuerpo y entre los efectos que producen más habitualmente podemos citar la sequedad de piel, el estreñimiento y la orina escasa y amarillenta. El fuego y el calor también pueden perturbar las pautas psicológicas y ocasionar hiperactividad, agitación mental y, en casos extremos, delirios y manías. Esto es debido a que el calor afecta al shen.

El fuego y el calor también causan enfermedades internas. La insuficiencia de yin, llamada generalmente «fuego vacío», afecta a varios órganos zangfu, aunque en todos los casos suele haber una carencia latente de yin del riñón.

Las dolencias del fuego suelen estar relacionadas con el hígado, el estómago y los pulmones, y derivan en estados en los que el fuego arde hacia arriba y, con frecuencia, afecta a la cabeza. El fuego del estómago, por ejemplo, puede ocasionar un dolor de muelas agudo, porque sube hacia la cabeza por el canal del estómago.

El fuego y el calor se asocian al verano; un buen ejemplo es la insolación. Es evidente que en ello influyen las variaciones climáticas. Sin embargo, las personas que viven en climas frescos y húmedos son potencialmente muy propensos a la invasión del fuego y el calor cuando, por ejemplo, durante las vacaciones visitan un país caluroso y no toman las precauciones apropiadas.

La sequedad y el calor del verano

Estas dos últimas influencias externas se exponen conjuntamente. Son mucho menos habituales e importantes que las tratadas anteriormente. Ambas se consideran influencias patógenas yang.

En realidad, la sequedad es una prolongación del calor y sus síntomas son similares, con la diferencia de que la primera tiene una mayor incidencia en la desecación de los fluidos corporales. Puede provocar grietas en la piel, sequedad en los labios y la nariz, y tos seca con flema escasa o ausencia de flema. Los pulmones son especialmente sensibles, en particular cuando al calor se suma el viento seco.

La sequedad se asocia al otoño, pero, de nuevo, varía en función de la geografía.

El calor del verano se relaciona con los días más calurosos de dicha estación y, una vez más, es una extensión del fuego y el calor. Con frecuencia, se asocia a climas muy cálidos y húmedos, con lo que se añade el factor humedad. Consume con rapidez el chi y los fluidos corporales y provoca agotamiento y deshidratación.

Como se puede observar, las experiencias ambientales consustanciales a la vida constituyen la causa externa de más de un trastorno. Los factores ambientales a los que está expuesto el individuo dependen del clima en el que viva, sin embargo, la medida en que estos factores provocan trastornos depende del vigor general del chi de cada persona y de sus hábitos de conducta. Nadie puede evitar la exposición a estas influencias, pero la forma de cuidarnos determina de forma decisiva la manera y el grado en que nos afectan.

Causas diversas

Aparte de los principales factores internos y externos que se han descrito, hay otros factores que deben tenerse en cuenta y que se exponen brevemente a continuación.

Factores constitucionales

Como se ha dicho al tratar el tema de las sustancias básicas (capítulo dos), la medicina china reconoce que el sistema energético de un individuo abarca tanto el chi y el jing anteriores al cielo como los que son producidos a lo largo de la vida. La herencia prenatal determina la constitución, función que corresponde a los padres. Si la herencia prenatal es insuficiente, el individuo es más sensible a los diversos factores externos e internos que pueden causar desequilibrios.

Si creemos tener alguna debilidad constitucional, debemos tener un cuidado especial para evitar o, al menos, reducir otras causas potenciales de desequilibrio.

Factores derivados del estilo de vida

Todos somos conscientes del estrés general que comporta la vida diaria y la medicina occidental reconoce que esos «factores de la vida» pueden tener una gran influencia en la salud y el bienestar. La medicina china reconoce de forma parecida la importancia del estilo de vida, aunque lo interpreta de diferente manera.

El trabajo

El tipo de trabajo que realizamos, o la falta de trabajo en el caso de alguien que no lo tenga, puede tener una profunda influencia en el sistema energético. El exceso de trabajo físico puede dañar el chi y demasiado estímulo atrofia los pulmones. Demasiada actividad mental perjudica al bazo y agota el yin. Una persona que trabaja al aire libre está más expuesta al frío, la humedad, el viento, el calor, etc.

El ejercicio

La cantidad y el tipo de ejercicio que hagamos puede influirnos, para no mencionar la falta de ejercicio, que, con el tiempo puede ocasionar el estancamiento del chi. Como todo en la filosofía china, es una cuestión de equilibrio. Ningún ejercicio concreto es bueno o malo en sí mismo, pero si se lleva al extremo puede llevar a un desequilibrio evidente. Por ejemplo, muchos atletas que entrenan de forma exagerada y tienen una apariencia muy saludable, a menudo son muy propensos a sufrir infecciones y lesiones. A largo plazo pueden padecer una insuficiencia crónica de chi debida a la hiperactividad de los riñones. Cabe destacar que muchas de las formas chinas de ejercicio, como el chigong y el tai chi, no aumentan el consumo de oxígeno, a diferencia de la mayoría de formas de ejercicio occidentales. Ofrecen una aproximación al ejercicio más equilibrada, basada en los principios de la medicina china. La salud y la longevidad son características destacables de la gente que practica estas actividades.

La dieta

La dieta ocupa un lugar muy importante en la medicina china y su exposición es materia de todo un libro (véase bibliografía). El estómago y el bazo se encargan de procesar los alimentos ingeridos y extraer el gu chi, que pasa después a los pulmones y es parte central de la producción de chi en el cuerpo. Si el bazo debe enfrentarse a una alimentación pobre y perjudicial, se resiente, especialmente de la humedad, y en consecuencia agota el chi de todo el cuerpo. También en el caso de la dieta, el enfoque chino se basa más en el equilibrio que en una lista de cosas buenas y malas. Si un individuo sigue una dieta bien equilibrada, el bazo se mantiene sano y el chi del cuerpo es el adecuado. La abundancia de dulces y alimentos procesados que se da en muchas dietas occidentales no contribuye en absoluto al equilibrio.

La actividad sexual

En medicina china el exceso de actividad sexual se considera perjudicial para el jing del riñón y se cree que ocasiona problemas de insuficiencia a largo plazo. El exceso de partos puede agotar gravemente la sangre y el jing de la mujer. Existen varias indicaciones acerca de lo que se considera una actividad sexual excesiva, pero, en general, el sistema chino cree que se reduce de forma natural con el envejecimiento.

Acontecimientos imprevistos

La última categoría general que indicaremos abarca los accidentes y las lesiones, que evidentemente afectan al cuerpo según el tipo y la gravedad. Los chinos consideran que las plagas y las epidemias también pertenecen a esta categoría. Aunque en algunas partes del mundo representan un problema, no suelen ser un tema de preocupación en Occidente, pero, en cambio, aquí nos enfrentamos a muchos otros problemas, como la polución y la contaminación de los alimentos, que también se incluyen en este apartado.

Conclusión

Tanto si se trata de emociones internas como de influencias externas perniciosas, evitables o inevitables, está claro que en la experiencia vital hay múltiples formas en las que los desequilirbios pueden manifestarse en el cuerpo. La medicina china estudia la forma en que una combinación de influencias puede conspirar para crear cuadros de afecciones en el individuo.

Un ejercicio de autorreflexión

En este capítulo se han expuesto las diferentes maneras que tiene la medicina china de enfocar los desequilibrios que tienen lugar en el cuerpo; algunas son causas internas, otras externas, algunas evitables y otras menos evitables.

En el siguiente ejercicio se le invita a reflexionar sobre usted mismo, su estilo de vida y su entorno y a juzgar las áreas de «riesgo» desde la perspectiva de la medicina china.

Factores internos

Para cada una de las siete emociones, establezca una puntuación en una escala del uno al cinco tal como sigue:

1. Controlo muy bien esta emoción.
2. Controlo esta emoción bastante bien en la mayoría de los casos.
3. A veces controlo bien esta emoción y otras veces no la controlo en absoluto.
4. No controlo muy bien esta emoción.
5. Controlo muy mal esta emoción.

Emoción	Puntuación
Alegría	
Ira	
Sufrimiento	
Tristeza	
Preocupación	
Miedo	
Terror	

Tal vez le resulte interesante que un amigo o pariente, alguien que lo conozca bien, establezca una puntuación sobre usted. La comparación de las opiniones puede revelar muchas cosas.

Fíjese en la tabla final resultante. Le proporcionará una guía muy aproximada de dónde pueden aparecer los desequilibrios y de qué zangfu se ve más afectado como resultado de los factores internos.

Factores externos

Piense en el entorno en el que vive. Tenga en cuenta el clima, cualquier forma de contaminación que pueda ser endémica y puntúe del uno al cinco la siguiente tabla:

1. Nunca me afecta este factor externo.
2. Raramente me afecta este factor externo.
3. Algunas veces me afecta este factor externo.
4. Este factor externo me afecta con frecuencia.
5. Este factor externo me afecta muy a menudo.

Factor externo	Puntuación
Viento	
Frío	
Humedad	
Fuego/calor	
Sequedad	
Calor del verano	
Contaminación (precisar)	

El resultado da una idea de los factores externos a los que potencialmente está más expuesto y, teniendo en cuenta la información que se ha dado en este capítulo, podrá hacerse una idea del tipo de problemas que se pueden presentar si no se cuida.

Reflexione sobre las respuestas que ha dado a este sencillo cuestionario, pero no se lo tome demasiado en serio. Como cualquier otro ejercicio de este tipo, lo único que ofrece es algunos indicadores generales que tal vez desee tener en cuenta.

Los desequilibrios del cuerpo no son necesarios ni inevitables. El taoísmo tradicionalmente buscó la longevidad junto con la salud y el bienestar. ¡Vivir una vida plena y activa y morir de forma saludable requiere conciencia y acción, no suerte!

VI
Diagnóstico y orientaciones

El terapeuta que utiliza medicina china se enfrenta al problema de intentar dar sentido a los numerosos procesos que tienen lugar en el interior del individuo. Es muy importante disponer de una forma sistemática de organizar toda la información para determinar con éxito los planes y las estrategias de tratamiento.

En este capítulo se exponen algunas orientaciones generales para el diagnóstico y se describen varios de los marcos más habituales para la organización de estas informaciones.

Formas de diagnóstico

En cualquier proceso de evaluación es imprescindible reunir datos fiables y completos, tanto si el problema es una cañería rota, un aspirante a un empleo, un coche destartalado o una persona indispuesta. Sin esta información apreciativa es imposible formular una hipótesis acerca de lo que ocurre y de lo que se puede hacer al respecto.

En medicina china el proceso de diagnóstico se desarrolla desde cuatro perspectivas: los cuatro reconocimientos. Estas cuatro perspectivas son:

- El examen visual
- La auscultación y el examen olfativo
- El historial
- La exploración táctil

Cuando se reúne la información que se ha revelado desde cada una de estas cuatro perspectivas se obtiene un cuadro completo.

El examen visual

Lo primero que el terapeuta debe hacer es observar al paciente y descubrir cualquier rasgo de su aspecto físico que pueda resultar significativo. En gran medida, es una cosa que todos hacemos habitualmente con los demás y que nos sirve para juzgar de forma intuitiva la salud de una persona basándose en las características observadas. Los comentarios del tipo «Tienes buen aspecto, hoy» o «¿te encuentras mal?» son corrientes en la vida diaria. Observamos el aspecto general, el color del rostro o el estado del cabello sin ser demasiado conscientes. La medicina china intenta llevar a cabo en la práctica esta misma operación de una forma más sistemática.

Estos son algunos de los rasgos más importantes del examen visual.

El aspecto del cuerpo físico

Es probable que un cuerpo de aspecto muy saludable tenga un sistema orgánico interno fuerte y sea menos propenso a padecer insuficiencias que un cuerpo débil y delicado. Las personas muy delgadas tienen tendencia a la insuficiencia de sangre y yin, mientras que los individuos obesos son propensos a la carencia de chi y a la humedad interna.

La forma en que se mueve una persona puede proporcionar una información muy útil. Los movimientos rápidos y nerviosos indican excesos o calor, mientras que los movimientos lentos y pausados indican insuficiencias o frío.

El aspecto del pelo proporciona información sobre el estado del pulmón, y la calvicie y las canas prematuras indican insuficiencia de sangre y de jing del riñón.

El color y el aspecto general del rostro son importantes. Algunas de las características más significativas son:

- Una cara pálida y arrugada indica problemas de insuficiencia crónica.
- Una cara blanca y fofa indica carencia de chi y, posiblemente, de yang.
- Una cara roja indica algún tipo de calor interno o externo.
- Las bolsas bajo los ojos son indicadoras de un desequilibrio del riñón.
- Los labios amoratados o azulados indican un estancamiento de la sangre y pueden estar relacionados con la existencia de un trastorno grave.

El aspecto de la piel puede ser importante:

- La piel seca indica una insuficiencia de sangre.
- Los picores indican un viento interno del hígado.
- La piel tumefacta (edema) indica el estancamiento del chi o una insuficiencia de yang del riñón.

La lengua

El examen visual de la lengua es un principio básico en medicina china. No es posible describir aquí este aspecto fundamental del examen visual en toda su extensión, pero estudiaremos algunos rasgos generales.

La «geografía» de la lengua se considera importante. Hay zonas distintas relacionadas con el estado de ciertos órganos internos, como se explica en la figura 18.

El examen visual del aspecto de cada una de las partes de la lengua permite reunir información sobre el estado del órgano correspondiente.

En la tabla siguiente se describen las características más importantes de la lengua:

Característica	*Significado*
lengua roja pálida	normal
lengua pálida	estado de insuficiencia
lengua roja	presencia de calor interno
lengua morada	estancamiento de la sangre
lengua azul/negra	presencia de frío interno
lengua delgada	estado de insuficiencia
lengua hinchada	presencia de humedad interna
lengua rígida o desviada	presencia de viento interno
lengua temblorosa	insuficiencia de chi del bazo
grietas cortas horizontales	insuficiencia de chi del bazo
marcas laterales de los dientes	insuficiencia de chi del bazo
grieta central superficial (sin llegar a la punta)	insuficiencia del estómago
grieta central larga y profunda (hasta la punta)	problemas de corazón
recubrimiento blanco y fino	normal
recubrimiento grueso	influencias patógenas
sin recubrimiento/lengua pelada	insuficiencia de yin
recubrimiento blanco	presencia de frío (normal cuando es delgada)
lengua amarilla	presencia de calor
ligeramente húmeda	normal
mojada	presencia de humedad interna
saburra	presencia de flema
lengua seca	presencia de calor

Figura 17 Características de la lengua

La auscultación y el examen olfativo

Escuchar la voz del paciente puede resultar útil. Una voz fuerte y penetrante suele indicar un estado de exceso, mientras que una voz baja indica más bien un estado de insuficiencia. La verborrea indica calor, en tanto que en las personas calladas suele detectarse la presencia de frío.

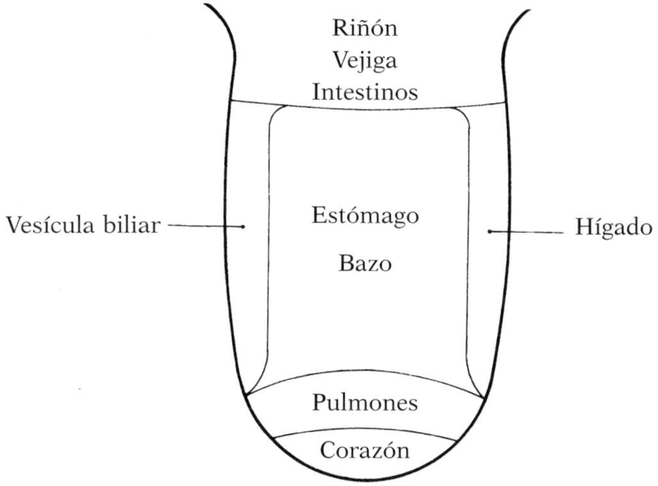

Figura 18 «Geografía» de la lengua

De forma parecida, el sonido de la respiración de una persona puede señalar un estado de exceso o de insuficiencia.

La medida en que los terapeutas pueden involucrarse activamente en el examen olfativo de sus pacientes tiene algunos límites, especialmente en las culturas occidentales, pero se pueden establecer algunas pautas generales. La presencia de un olor fuerte y desagradable indica presencia de calor, mientras que la ausencia de olor suele ser síntoma de frío. El olor fétido de la orina y las heces denota la presencia de calor y, posiblemente, humedad.

El historial

Una buena forma de reunir información es plantear al paciente una serie de preguntas y considerar las respuestas de acuerdo con los principios de la medicina china. En el curso de una visita para establecer un diagnóstico hay varios puntos que siempre se tratan.

El oído

En medicina china el oído se asocia a los riñones y los problemas de oído suelen ser indicadores de un trastorno del riñón. Los zumbidos pueden ser síntoma tanto de un trastorno de riñón como de hígado:

— el tono alto indica un trastorno de hígado
— el tono bajo señala un trastorno de riñón

Los ojos

Hay varias características de los ojos que son de utilidad para el diagnóstico:

— el dolor puede indicar un desequilibrio del corazón o del hígado o una invasión de viento externo
— las «chiribitas» y la visión borrosa indican una insuficiencia de sangre
— la presión y/o la sequedad señalan un desequilibrio del riñón

La nariz, la garganta y el pecho

Se relacionan más directamente con los pulmones y el corazón.

— el dolor de pecho puede indicar estancamiento de la sangre o invasión de viento/calor si va acompañado de tos y flema amarilla y desagradable
— la obstrucción crónica y la congestión se asocian a la humedad y la flema

El tronco y el abdomen

La localización del dolor o el malestar en el cuerpo indica su vinculación a un órgano específico:

— el hipocondrio y el costado se relacionan con el hígado y la vesícula biliar
— el epigastrio se asocia al estómago y al bazo
— la parte inferior del abdomen puede asociarse a desequilibrios del hígado, la vejiga o el riñón

La cabeza

La medicina china considera que en la cabeza confluyen todos los canales yang. Un exceso de energía yang en la cabeza puede ocasionar problemas tales como dolor de cabeza y vértigo. La insuficiencia de yang provoca mareos y pérdida de conciencia. La descripción diferenciada de la influencia de los canales y el zangfu escapa al propósito de este libro; basta señalar que la información pormenorizada sobre los desequilibrios de la cabeza es muy importante en medicina china.

La digestión

Esta parte se centra en el bazo y en el estómago.

— la falta de apetito indica una insuficiencia del bazo, mientras que el hambre insaciable indica calor en el estómago
— el mal sabor de boca puede señalar distintos desequilibrios, habitualmente del bazo y del estómago, pero también de los riñones y del hígado

La bebida y los fluidos

La sed del individuo es un aspecto relacionado con la dieta. La cuestión más importante que debe tomarse en consideración es el tipo y la cantidad de fluidos ingeridos. En general, podemos decir que:

— la ingestión de líquidos fríos indica un cuadro de calor con presencia de líquidos calientes y viceversa
— la ausencia de sed indica un desequilibrio del bazo con frío
— la sed que no va acompañada de ganas de beber indica humedad y calor
— sorber despacio suele señalar una insuficiencia de yin

Los intestinos

La naturaleza del tránsito intestinal es un indicador importante de los posibles trastornos del cuerpo:

— el estreñimiento indica calor, frío, insuficiencia de sangre o un trastorno relacionado con el hígado

— la diarrea indica calor y trastornos del bazo, el riñón o el hígado

En medicina china es muy importante compilar información precisa y detallada sobre el tránsito intestinal.

La vejiga

Las características del tránsito de la orina también tienen una importancia considerable:

— las dificultades para orinar indican un trastorno de riñón o de vejiga
— orinar con frecuencia indica una insuficiencia de chi del riñón
— el dolor al orinar es señal de estancamiento o calor; el dolor después de orinar indica un problema de insuficiencia
— el color de la orina indica frío si es claro, calor si es oscuro y humedad si es turbio
— el exceso de orina indica un desequilibrio del riñón

Las pautas de sueño y energía

Las pautas del sueño y de la energía del paciente son indicadores de la salud del chi, la sangre y el yin del cuerpo. La naturaleza del insomnio indica un cuadro variable de desequilibrios:

— la dificultad para conciliar el sueño está relacionada con la insuficiencia de sangre
— la interrupción continua del sueño indica un trastorno de riñón
— el sueño agitado señala trastornos de hígado y riñón
— quedarse dormido durante el día o padecer letargo general y la falta de energía indican un desequilibrio del bazo o, posiblemente, del riñón cuando el problema es muy acusado

El sudor

Las características de cualquier cuadro de sudoración pueden ser de gran utilidad en el diagnóstico de los trastornos. Hay varios factores importantes:

 La zona del cuerpo afectada:

— en la cabeza sólo indica calor en el estómago
— en las plantas, las palmas y el pecho («sudor de las cinco palmas») indica una insuficiencia de yin

El momento del día:
— el sudor durante el día indica una insuficiencia de yang
— el sudor nocturno indica una insuficiencia de yin

El dolor

Siempre es importante determinar la localización, la duración y la naturaleza de cualquier dolor que padezca el paciente por ligero que sea.

Una vez más, la descripción completa de las características diferenciadoras del diagnóstico supera la pretensión de este libro, pero destacamos los siguientes rasgos:

El dolor derivado de un estado de exceso suele ser agudo, repentino y específico. Puede ser debido a:

— la invasión de influencias externas
— el frío o el calor interior
— el estancamiento del chi, de la sangre o de la flema a causa de una herida externa o de un desequilibrio del zangfu

El dolor resultante de un estado de insuficiencia acostumbra a ser sordo y continuado, y con tendencia a hacerse crónico y generalizado. Puede deberse a:

— una insuficiencia de chi o de sangre

La localización del dolor proporciona indicaciones sobre los canales afectados, que puede ser de importancia para la determinación de los desequilibrios tanto externos como internos.

La respuesta a los factores climáticos y externos

Esta parte del historial intenta averiguar el efecto que el calor, el frío, la humedad o el viento externos ejercen sobre el individuo. Facilita la comprensión de cualquier trastorno interno que pueda presentarse:

— la aversión al frío y el gusto por el calor indican un cuadro de frío o, tal vez, una insuficiencia de yang (especialmente habitual en personas mayores)
— la aversión al calor y el gusto por el frío indican un cuadro de calor o, quizá, una insuficiencia de yin
— la aversión a la humedad indica una propensión a la humedad
— la aversión al viento puede señalar un trastorno de hígado, debido a su relación con el viento del hígado

Características emocionales

Siempre es importante determinar cualquier desequilibrio que pueda estar asociado al estado emocional del individuo. Como ya se ha señalado anteriormente, en medicina china las siete emociones son fundamentales en la idea del desarrollo de las enfermedades, y la comprensión del tipo de respuesta emocional del paciente proporciona indicaciones sobre las zonas potenciales de desequilibrio y del sistema zangfu que pueda estar involucrado. En especial hay que destacar:

— las demostraciones de ansiedad pueden indicar un cuadro de calor y un trastorno del shen
— las demostraciones de tristeza indican trastornos de pulmón o de corazón
— las demostraciones de ira o frustración son síntoma de un desequilibrio del hígado
— las demostraciones de falta de concentración indican un desequilibrio del bazo
— las demostraciones de miedo injustificado indican un desequilibrio del riñón

Características del estilo de vida

Es muy importante tener en cuenta las características del estilo de vida del paciente que puedan contribuir a crear cualquier cuadro de desequilibrio. En particular, debe reunirse información sobre:

— la dieta
— el ejercicio
— el hábito de fumar y el consumo de alcohol
— la familia y las amistades
— la ocupación y las aficiones
— las drogas (legales o ilegales) y la medicación

Esta información ayuda a trazar el cuadro que explica la naturaleza de los trastornos que presenta el paciente. Por ejemplo, la tensión en una relación de pareja puede derivar en ira o frustración que, a su vez, ocasionan el estancamiento del chi del hígado. En una situación como ésta, el programa de tratamiento puede incluir la visita a un consejero matrimonial además del tratamiento médico chino. De poco servirá la acupuntura orientada a poner en movimiento el chi paralizado del hígado si no se trata la causa original, es decir, los problemas de convivencia.

Características ginecológicas

Para establecer un cuadro de diagnóstico acertado en la mujer, es importante explorar los rasgos ginecológicos. Una vez más, los pormenores de este tema superan el objetivo de este libro, pero citaremos algunos rasgos generales que deben estudiarse:

— la regularidad del ciclo menstrual
— la cantidad de sangre que se pierde durante el período
— el color y la consistencia de la sangre menstrual
— el dolor menstrual
— los síntomas premenstruales asociados (si los hay)
— la leucorrea

La exploración táctil

El último aspecto de los cuatro exámenes implica la exploración directa del paciente. Deben tenerse en cuenta dos características de la exploración táctil: el reconocimiento táctil y la toma del pulso.

Tomar el pulso es una práctica tan importante en medicina china que se ha desarrollado un halo de misterio a su alrededor que ha hecho de ella un arte más que en una parte del diagnóstico.

Consideraremos ambos aspectos de la exploración táctil, pero estudiaremos primero el reconocimiento.

El reconocimiento táctil

El reconocimiento táctil se basa en la exploración sistemática de la superficie del cuerpo a fin de descubrir cualquier trastorno interno o externo. Consta de tres aspectos fundamentales.

La temperatura del cuerpo

Puede ser de utilidad comparar la información que proporciona el paciente sobre la sensación de frío o calor con las sensaciones que transmite la piel al tocarla. En general podemos decir que:

— la piel fría indica un trastorno de frío
— la piel caliente al tacto indica una invasión de calor externo
— si la piel se calienta después de tocarla un rato, puede tratarse de calor interno, posiblemente debido a una insuficiencia de yin

La humedad de la piel

De nuevo, puede ser útil relacionar la información del paciente sobre el sudor y la humedad con lo que notemos al tocar la piel:

— la piel húmeda puede indicar un desequilibrio del pulmón
— la piel seca indica una insuficiencia de sangre o de fluidos corporales

El dolor

Se puede obtener gran cantidad de información sobre las zonas de estancamiento palpando los meridianos en busca de posibles puntos débiles, conocidos con el nombre de puntos «ashi» en medicina china. Pueden señalar un problema local en el canal o bien ser indicativos de un desequilibrio del zangfu más profundo. Debe recordarse que muchos puntos de acupuntura son naturalmente vulnerables cuando se palpan con fuerza y, por tanto, no señalan un trastorno. La información obtenida en el reconocimiento táctil solamente se debe considerar en relación con las otras secciones del diagnóstico.

El pulso

Como ya se ha dicho, tomar el pulso es fundamental en medicina china. Se hace hincapié en la calidad del pulso en diferentes puntos de la muñeca y se reconocen veintiocho calidades diferentes de pulso. Se toma en tres puntos distintos y en tres niveles de profundidad en la muñeca de cada mano, cada una con su propio matiz sutil de interpretación.

Evidentemente, el conocimiento total del las distintas calidades del pulso en medicina china está fuera del alcance de este libro y, en realidad, de cualquier otro. Cualquier terapeuta novato, cuando se inicia en la medicina china aprende pronto que el conocimiento del pulso es más que un arte y requiere mucha experiencia práctica. Sería comparable a intentar nadar siguiendo las indicaciones de un libro: ¡Imposible!

Sin olvidar este preámbulo, exploraremos algunos de los aspectos básicos del pulso en medicina china.

La posición del pulso

Hay tres puntos en la arteria radial, cerca de cada muñeca. Cada punto se relaciona con un aspecto concreto de los órganos zangfu. Véase la figura 19.

La profundidad del pulso

La profundidad a que se toma el pulso también se considera importante. Hay tres niveles y cada uno requiere un ligero aumento de presión. Véase la figura 20.

La velocidad del pulso

Igual que en la medicina occidental, se mide la velocidad del pulso y se compara con el promedio de 68-75 latidos por minuto.

La amplitud del pulso

La amplitud del pulso se detecta entre los dedos.

Posición	Muñeca izquierda	Muñeca derecha	Energía
Primera	Corazón	Pulmón	Chi
Segunda	Hígado	Bazo	Sangre
Tercera	Yin del riñón	Yang del riñón	Yin

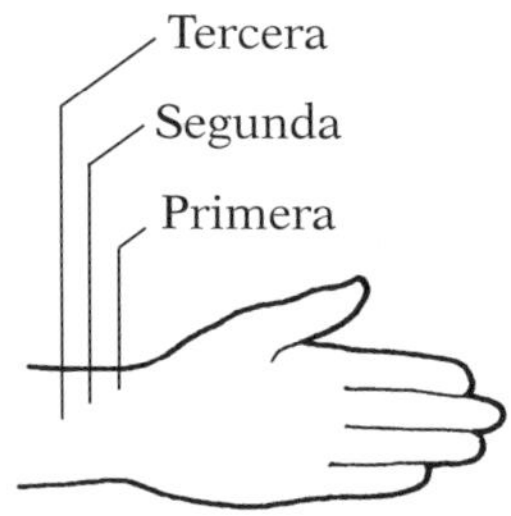

Figura 19 Posiciones del pulso

La fuerza del pulso

Un importante indicador de si el desequilibrio se debe a un exceso o a un insuficiencia es la fuerza del pulso.

La cualidad del pulso

Al tomar el pulso se detectan diversas cualidades que se consideran indicadores de un cuadro específico de trastornos.

El ritmo del pulso

La constancia del flujo del pulso y la naturaleza de cualquier anomalía se consideran importantes.

En la tabla de la figura 21 se describen las principales características de los pulsos más habituales. De nuevo, debe recordarse que esta descripción es sólo un resumen de un tema mucho más complejo.

Existen otras cualidades de pulso menos comunes, pero la tabla analiza los pulsos más habituales.

También debe advertirse que el pulso de un mismo individuo puede mostrar diferentes cualidades en posiciones y profundidades diferentes y un diagnóstico completo debe considerar las cualidades observadas en relación con el órgano concreto definido por la posición.

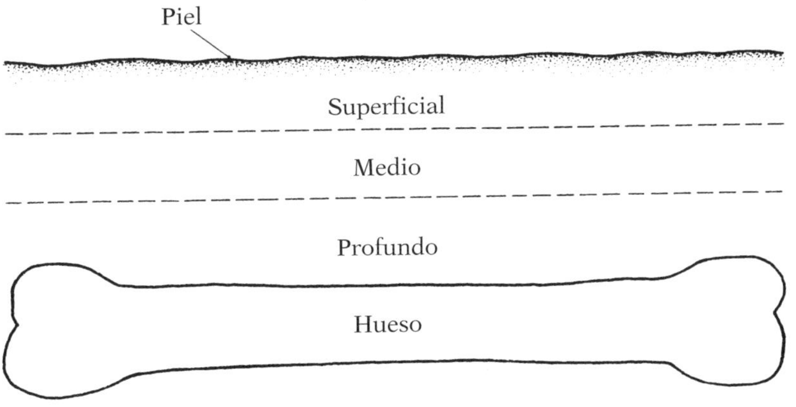

Figura 20 Profundidad del pulso

Se cuenta que algunos médicos chinos expertos eran capaces de diagnosticar todo el cuadro de desequilibrios de un individuo con sólo tomarle los pulsos. Es posible que estas anécdotas sean apócrifas o tal vez haya realmente algún terapeuta eminente con ese nivel de conocimientos. Para la mayoría de terapeutas de medicina china el desarrollo del arte del diagnóstico por el pulso es un proceso lento y laborioso que requiere años de experiencia práctica. En última instancia, se considera que es una pieza, aunque muy importante, del rompecabezas que compone el diagnóstico médico chino.

Conclusión

Como se ha podido apreciar, el proceso de diagnóstico en medicina china es un conjunto de procedimientos extremadamente completo y complejo. Los cuatro exámenes permiten al terapeuta trazar un esquema exhaustivo del cuadro energético y físico del paciente y, en consecuencia, desarrollar un plan de tratamiento completo.

Pulso	*Características*	*Significado*
flotante o superficial	más reconocible en la superficie, desaparece en el nivel medio y profundo	invasión de un factor externo: frío,viento, etc.
profundo	más reconocible en el nivel profundo, desaparece en la superficie y en el nivel superficial	desequilibrio interno
rápido	pulso rápido, significativamente por encima de la media	calor interno
lento	pulso lento, significativamente por debajo de la media	frío interno
filamentoso/ delgado	se nota como un hilo muy fino bajo los dedos, bastante definido	insuficiencia de sangre
amplio/ grande	muy extenso, pero definido bajo los dedos	problema de exceso
vacío	similar al pulso amplio pero carente de definición	insuficiencia de sangre y de chi
lleno	similar al pulso amplio, muy potente en todos los niveles	problema de exceso
nervudo	duro y bien definido bajo los dedos, como una cuerda de guitarra	desequilibrio del hígado
escurridizo	se escurre bajo los dedos, como un fluido viscoso	humedad interna, desequilibrio del bazo
agitado	irregular, como dedos que se agitan sobre la superficie del mar	insuficiencia de sangre
rígido	similar al pulso nervudo, pero recuerda una cuerda vibrante	problema de exceso, estancamiento
irregular/ nudoso	lento, puede fallar algún latido de forma intermitente	desequilibrio de la sangre del corazón
intermitente	fallan latidos regularmente	problema de corazón (grave)

Figura 21 Características del pulso

Invariablemente, en todos los historiales de diagnóstico surgen algunos indicadores contradictorios que parecen oponerse a lo que se deducen de otros datos. Lo normal es que se imponga el equilibrio de probabilidades y que las decisiones se tomen de acuerdo con la serie de indicadores de diagnóstico que mejor encajen.

Cuadros de desequilibrio

El terapeuta de medicina china, después de reunir un conjunto de información muy exhaustivo durante el proceso de diagnóstico, necesita un sistema para organizar la información que le permita la interpretación global de las energías y de los desequilibrios que haya detectado.

En medicina china se utilizan varios esquemas de organización. Son los siguientes:

- Cuadro de los ocho principios
- Cuadro zangfu
- Cuadro de los cinco elementos
- Cuadro de los canales
- Cuadro de las seis etapas
- Cuadro de los cuatro niveles

Este libro no pretende describir todos estos sistemas. Los más utilizados son el de los ocho principios aplicados al sistema zangfu, el de los cinco elementos y el de los canales, en particular en afecciones externas relativamente simples.

En este capítulo estudiaremos el sistema de los ocho principios y veremos cómo se aplican al sistema zangfu para describir de la forma más precisa posible la naturaleza de los desequilibrios internos.

Bastantes acupuntores utilizan el sistema de los cinco elementos para organizar su diagnóstico, pero es un método que no se describe en este libro. El enfoque de los ocho principios aplicado al sistema zangfu acostumbra a ser el modelo predominante en China y cada vez se utiliza más en Occidente. El lector interesado en el sistema de los cinco elementos puede consultar la bibliografía.

El sistema de los ocho principios

Los ocho principios consisten en cuatro parejas de aspectos interdependientes. Son las siguientes:

- Yin y yang
- Interior y exterior
- Frío y calor
- Insuficiencia y exceso

Este sistema de utilización de cualidades bipolares, tal como explicamos en un capítulo precedente, debe mucho a la filosofía taoísta del yin y el yang.

Para ser exactos, este sistema considera que el yin y el yang son cualidades superiores que abarcan a los otros tres pares, de forma que:

yin	*yang*
interior	exterior
frío	calor
insuficiencia	exceso

En la figura 22 se especifican las características generales que se asocian a cada uno de los ocho principios.

Combinación de cuadros

Debe recordarse que los cuadros de los ocho principios no se consideran categorías, sino, sencillamente, una forma sistemática de organizar una información ingente sobre un sistema muy dinámico: el cuerpo humano. Si los desequilibrios aparecieran en compartimentos definidos, según los ocho principios, para los terapeutas se-

Principio	*Síntomas característicos*
Exterior	aparición repentina; trastorno agudo; invasión de influencias patógenas externas: calor, frío, humedad, etc.; problemas de los canales; pulso flotante; predominio de los síntomas localizados en la cabeza y el cuello y no en todo el cuerpo
Interior	todos los demás tipos de afecciones; síntomas localizados en todo el cuerpo; problemas crónicos; afecta el sistema zangfu
Frío	palidez; aversión al frío; movimientos lentos y pausados; el calor empeora el problema; introversión; orina clara; propensión a la diarrea; lengua pálida, recubrimiento blanquecino; pulso lento
Calor	tez colorada; fiebre; movimientos y habla rápidos; el frío empeora los problemas; sensación de sed; orina oscura; propensión al estreñimiento; lengua roja, con saburra; pulso rápido
Insuficiencia	cansancio y letargia; movimientos débiles e inexpresivos; respiración débil; voz débil; la presión puede aliviar el malestar; inapetencia; lengua pálida; pulso vacío
Exceso	movimientos pesados; voz y respiración fuertes; la presión aumenta el malestar; recubrimiento espeso en la lengua; pulso amplio
Yin	se considera una amalgama de características de los principios interior, frío e insuficiencia
Yang	se considera una amalgama de características de los principios exterior, calor y exceso

Figura 22 Cuadros de los ocho principios

ría una tarea relativamente fácil analizar el problema del paciente. La realidad, sin embargo, es que siempre aparecen combinaciones de cuadros que fluctúan y cambian como en un caleidoscopio.

Por ejemplo, puede parecer que en un paciente se presentan indicios de invasión por viento/frío, lo que sería un cuadro de exterior/exceso con predominio del frío. Si no se trata, el viento/frío se convertirá en viento/calor (la parte yin se transforma en yang), lo que daría un cuadro de exterior/exceso con predominio del calor. Es posible que la afección exterior pase a ser interna y probablemente afecte a los pulmones. Con el tiempo, los pulmones se debilitarán y aparecerá una insuficiencia de chi. De este modo, el problema se convertirá en un cuadro de interior/insuficiencia en el que, una vez más, la parte yin predomina sobre la yang.

Hay ciertas combinaciones de cuadros que se observan con mayor frecuencia, pero fluctúan y cambian con el tiempo. Es vital que el terapeuta de medicina china utilice los ocho principios de una forma flexible a fin de seguir el rastro del modelo fluctuante de los equilibrios y desequilibrios energéticos.

Las combinaciones más habitualmente observadas se describen abajo. En cada caso el cuadro de síntomas refleja las características de la combinación, condicionadas por el predominio yin o yang en el cuadro. Este libro no pretende ofrecer descripciones detalladas de todas las combinaciones de cuadros. Algunas aparecen en los ejemplos para estudio que se describen más adelante en el libro. El lector tal vez encuentre interesante intentar determinar la naturaleza de estos cuadros combinados.

Frío, exterior (exceso)

Es una combinación de cuadros yang y yin, que se influyen el uno al otro. Los síntomas combinados resultantes no son demasiado pronunciados.

> Tony se despierta con una ligera sensación de frío y el cuerpo dolorido. Siente la nariz congestionada y la mucosidad es clara y líquida. Decide que el mejor lugar para pasar el día es la cama.
>
> En el sencillo ejemplo de arriba, el cuadro es también de exceso en la naturaleza del individuo, pero en algunos casos puede haber un componente de insuficiencia de wei chi y entonces se presenta un cuadro que se acerca más al de exterior/insuficiencia. En tal caso, suele darse una situación en la que los síntomas son más persistentes pero menos graves. Si, por ejemplo, Tony fuera propenso a la insuficiencia, notaría que estos síntomas van y vienen continuamente y en ocasiones se agudizan. Es el tipo de individuo que anda siempre «como el tiempo» y padece todo tipo de indisposi-

ciones leves. Como vemos, incluso en un cuadro combinado bastante simple, pueden aparecer otros cuadros que cambien la configuración del panorama general.

Calor, exterior (exceso)

La combinación de dos cuadros yang da como resultado un marcado cuadro yang. Los síntomas suelen ser mucho más pronunciados y predominan las características yang.

> A pesar de haber guardado cama, Tony empieza a notar un dolor de garganta áspero y tiene fiebre alta. Suda, la mucosidad se ha vuelto espesa y amarillenta y el pulso es rápido. Se encuentra muy mal y se queda en la cama.
>
> Como en el primer ejemplo, la probabilidad de que el viento/frío se convierta en viento/calor puede ser también una función del cuadro de insuficiencia propio del individuo.

Los cuadros siguientes están relacionados con la existencia de afecciones internas.

Exceso, frío

Se trata de una combinación de cuadros yin y yang que se contrarrestan en el cuadro general. Si aparece dolor, el cuadro de exceso hace que sea intenso y que se agudice al tacto.

> Derek ha asaltado la nevera de su madre y se ha comido toda una barra de helado. Tiene un fuerte dolor con calambres en el abdomen y diarrea aguda. ¡La paciencia de su madre ha llegado al límite!
>
> Es probable que el frío intenso del helado haya invadido el estómago y el bazo dando como resultado un cuadro de exceso y frío. Derek se recuperará con bastante rapidez y, con suerte, se le habrán quitado las ganas de asaltar la nevera de su madre.

Insuficiencia, frío

La combinación de dos cuadros yin deriva en un cuadro de una intensa naturaleza yin. En la práctica clínica se suele interpretar como una señal de insuficiencia crónica de yang, que normalmente afecta al bazo o a los riñones y provoca un relativo exceso de yin en el cuerpo. También se da en cuadros de corazón y pulmones.

> Margaret tiene setenta y nueve años y vive de su pensión. Apenas le llega para la comida y la calefacción. Siempre se queja de frío, incluso durante el buen tiempo, y casi no tiene fuerzas para nada. Come y bebe muy poco y padece diarrea crónica, en especial a primera hora de la mañana. Tiene los tobillos hinchados y siempre siente la espalda fría y dolorida.
>
> Es un ejemplo clásico del proceso de progresiva insuficiencia de energía yang del riñón característico del envejecimiento, reforzado por la mala dieta de Margaret y la falta de calefacción de su casa. En casos extremos y a edades muy avanzadas, la energía yang es tan insuficiente que sobreviene la muerte por hipotermia.

Exceso, calor

En este caso los dos cuadros son de naturaleza yang, de modo que la combinación resultante tiene un carácter marcadamente yang. Suelen presentarse acompañados de los clásicos síntomas de calor y en comportamientos muy dominantes.

> Bill no soporta a los cretinos y se siente muy frustrado y enojado cuando las cosas no marchan como él las ha planeado. Tiene ataques de mal humor en los que se pone muy rojo y que invariablemente le provocan insoportables dolores de cabeza. Bill se medicaba para combatir la hipertensión arterial y su médico de cabecera le había advertido que si no bajaba un poco el ritmo acabaría sufriendo una apoplejía.
>
> La ira y la frustración de Bill hacían que el el chi del hígado se estancara, lo que a veces genera un calor interno en el hígado que se desarrolla y sube hacia la cabeza en forma de fuego del hígado. Bill murió a los cincuenta y un años de un infarto fulminante.

Insuficiencia, calor

Se trata de la combinación de cuadros yin y yang, que se contrarrestan el uno al otro en el cuadro combinado. Es el cuadro que se da más habitualmente como resultado de una insuficiencia de energía yin, que ocasiona un exceso relativo de yang. Este cuadro suele denominarse «calor vacío» y se caracteriza por el «sudor de las cinco palmas», sudores nocturnos y una agitación mental generalizada.

> Pauline está pasando la menopausia y padece mucho debido a los sofocos y los sudores nocturnos. Se queja de un dolor persistente en la zona lumbar y continuamente se siente «al límite», con ganas de saltar al cuello del primero que se presenta sin que haya motivo aparente. A veces llora, se siente deprimida y duerme mal.
>
> La insuficiencia de yin del riñón es una característica de la menopausia que da lugar a la aparición de los síntomas de «calor vacío» que experimenta Pauline. Además, el calor vacío invade el corazón y perturba el shen, lo que provoca desasosiego y síntomas emocionales.

Los casos anteriores son las combinaciones de cuadros más frecuentes. Debe observarse, sin embargo, que en cualquier individuo es perfectamente posible la coexistencia de combinaciones de cuadros aparentemente opuestos. Es posible que un individuo presente un problema de exceso y que al mismo tiempo exista un cuadro latente de insuficiencia. Una regla general en los programas de tratamiento es ocuparse en primer lugar de los cuadros de exceso para después tratar los desequilibrios por insuficiencia. En los ejemplos que se estudian más adelante en el libro se profundiza más en estas combinaciones.

Conclusión

Como hemos visto, en medicina china la preparación del diagnóstico y la consiguiente «clasificación» de la información es un proceso complejo y siempre diverso. La importancia reside en el cambio y en la manera en que éste influye en los cuadros de desequilibrio observados. Cuando se planifica y se aplica un programa de tratamiento, no debe perderse de vista la naturaleza compleja y a veces contradictoria de los cambios en los cuadros de energía del cuerpo y la forma en que éstos influyen en el cuerpo físico.

Ejercicio de autorreflexión

Para experimentar con algunos de estos principios, tal vez le apetezca reflexionar sobre su propia experiencia de la enfermedad, leve o tal vez no tan leve, en relación con los cuadros de los ocho principios. No se tome este ejercicio demasiado en serio, recuerde que no tiene experiencia y no puede comprender plenamente las complejidades que se esconden tras los cuadros de trastornos.

A pesar de todo, coja un papel y anote los siguientes apartados:

- Exterior
- Interior
- Frío
- Calor
- Insuficiencia
- Exceso

Piense en los síntomas que recuerde y decida a qué categoría de principios pertenecen. Intente clasificar su trastorno teniendo en cuenta si en su naturaleza predomina el yin o el yang.

Por ejemplo, decida si su problema se debe a una insuficiencia interior, en cuyo caso sería de naturaleza yin.

Si cree que su problema precisa tratamiento, consulte a su médico o póngase en contacto con un terapeuta de medicina china cualificado y colegiado.

Cuadros zangfu

Los cuadros de principios señalados en el apartado anterior proporcionan una forma útil de organizar la información para el diagnóstico, pero cuando nos centramos en los cuadros interiores observamos que los desequilibrios de yin/yang, frío/calor y exceso/insuficiencia aparecen en ciertos cuadros constantes que afectan al sistema zangfu. Considerar dichos cuadros constantes como «síndromes» proporciona un nivel superior de organización que puede ser de gran utilidad. El riesgo de reducir la variedad de diagnósticos con el establecimiento de síndromes es exactamente el mismo que se critica en la misma práctica occidental. Una vez identificado un síndrome, se corre el peligro de tratarlo como «algo» que «afecta a» la persona y puede llevar a perder de vista la naturaleza dinámica de los desequilibrios energéticos. Para evitar este riesgo, utilizamos el término «cuadros zangfu», que nos ayudará a tener presente la dinámica de los cambios.

Con todo, se puede demostrar que los cuadros zangfu proporcionan al terapeuta un nivel de sutileza y sofisticación posterior muy útil para trazar el diagnóstico y planificar el programa de tratamiento. Hay muchos más cuadros zangfu de los que pueden tratarse aquí, por lo que hemos seleccionado uno de los más habituales de cada zangfu para describirlo en detalle. En cada caso estudiaremos el cuadro desde las siguientes perspectivas:

- ¿Cuáles son los principales síntomas que caracterizan el cuadro?
- ¿Cómo se considera el cuadro desde la óptica de los ocho principios?
- ¿Cuáles son los procesos patológicos según la medicina china?
- ¿Qué factores pueden favorecer la aparición del desequilibrio?
- ¿Cuál es el principio de tratamiento en medicina china?

En cuanto a los tratamientos, téngase en cuenta que este tema se trata con más detalle en el capítulo siete.

Cuadros de los órganos zang

Los pulmones

Los cuadros pulmonares conocidos se resumen en la figura 23. El cuadro elegido para exponerlo con más detalle es la insuficiencia de chi del pulmón.

Insuficiencia de chi del pulmón Los problemas por insuficiencia de chi del pulmón son muy frecuentes y los factores patógenos atmosféricos a menudo los acentúan.

Síntomas. Hay una tendencia a quedarse sin aliento, especialmente cuando se hacen esfuerzos. La voz, por lo general, es débil y monótona. La tez tiene brillo pero está pálida. Se suda durante el día. Aparece una tos crónica con esputos acuosos. El paciente siente cansancio y letargo general y es propenso a enfermedades y afecciones leves. Suele tener la lengua pálida y el pulso débil, sobre todo en la posición del pulmón.

Procesos patológicos. Cuando el chi es insuficiente, los pulmones no pueden desempeñar su función reguladora de la respiración, lo que provoca falta de aire y debilidad de la voz. Además el chi no desciende, lo que provoca tos y, como los pulmones no regulan los pasos del agua, aparecen esputos acuosos. Cuando el chi del pulmón es insuficiente, también lo es el wei chi y, en consecuencia, se suda y se es propenso a las influencias patógenas externas. El pulso vacío indica insuficiencia de chi.

Factores causantes y favorecedores. En este caso pueden intervenir factores anteriores al cielo. El chi anterior al cielo actúa como una cuenta bancaria de la que se puede sacar pero en la que se puede ingresar. Por tanto, si los padres tienen una carencia de chi, por enfermedades como la tuberculosis o por hábitos como la adicción al tabaco, sus descendientes tendrán una propensión a la insuficiencia de chi anterior al cielo y, en consecuencia, a la insuficiencia de chi, que puede debilitar los pulmones.

Las personas que trabajan durante muchas horas en ocupaciones de carácter sedentario, que obligan a estar sentado y encorvado frente a un escritorio, restringen el flujo de chi a los pulmones de-

Cuadro	*Exterior*	*Interior*	*Exceso*	*Insuficiencia*	*Calor*	*Frío*
Insuficiencia de chi del pulmón		•		•		•
Insuficiencia de yin del pulmón		•		•	•	
Sequedad del pulmón	• o	•		•	•	
Invasión de viento-frío	•		•			•
Invasión de viento-calor	•		•		• y	•
Invasión de viento-humedad	•		•			•
Obstrucción por flema-calor		•	•		•	
Obstrucción de flema-humedad		•	•			•
Obstrucción por fluidos de flema		•	•			•

Figura 23 Cuadro de los pulmones

bido a la mala postura, lo que puede ser causa de una insuficiencia de chi del pulmón.

La invasión de viento-frío o viento-calor puede acentuar el problema de la insuficiencia de chi del pulmón. Si el chi del cuerpo no es lo suficientemente fuerte como para expulsar los factores patógenos, pueden resultar dañados los pulmones y presentarse una insuficiencia de chi. Una vez establecido el ciclo, aumenta el riesgo de invasiones posteriores y, por tanto, de insuficiencia de chi del pulmón. De esta forma se establece un círculo vicioso que puede conducir a un problema de insuficiencia crónica de chi. Merece la pena señalar que la costumbre de tratar las infecciones con antibióticos puede interferir en la función de los pulmones de dispersión y descenso y acentuar más aún la carencia de chi.

El tabaco también daña los pulmones y lleva a la carencia de chi (e insuficiencia de yin y otros desequilibrios en el pulmón).

Principio de tratamiento en medicina china. Es necesario tonificar el chi del pulmón y también la energía yang.

Esta tonificación se puede realizar a través de la acupuntura, la moxibustión o la fitoterapia. También es importante evitar hábitos como el tabaco, y no es recomendable tomar antibióticos, excepto en casos de infecciones graves muy agudas. Ciertos ejercicios chigong también benefician al paciente porque fortalecen el chi del pecho.

El corazón

Los cuadros de corazón observados se resumen en la figura 24. El estancamiento de la sangre del corazón es el cuadro elegido para una exposición detallada.

Estancamiento de la sangre del corazón En la medicina china, esta afección corresponde al diagnóstico de angina de pecho de la medicina occidental. La afección se considera en sí misma un componente del «ataque de corazón».

Síntomas. El paciente siente palpitaciones y dolor punzante en la zona del pecho, que puede extenderse a la parte interna del hombro y el brazo izquierdos. Siente constricción en el pecho. Puede ser que al hacer el mínimo esfuerzo se quede sin aliento y los sín-

Cuadro	*Exterior*	*Interior*	*Exceso*	*Insuficiencia*	*Calor*	*Frío*
Insuficiencia de chi del corazón		•		•		
Insuficiencia de yang del corazón		•		•		•
Colapso del yang del corazón		•		•		•
Insuficiencia de sangre del corazón		•		•		
Insuficiencia de yin del corazón		•		•	•	
Llamarada del fuego del corazón		•	•		•	
Agitación del corazón por el fuego de la flema		•	•		•	
Corazón empañado por la flema		•	•			
Estancamiento de la sangre del corazón		•	• y			•

Figura 24 Cuadro del corazón

tomas suelen aparecer o acentuarse con el ejercicio físico. En casos graves, a veces los labios y las uñas adquieren un tono azulado o amoratado. Las manos acostumbran a estar frías y, a veces, húmedas.

La lengua es de color rojo muy oscuro o morado y pueden observarse puntos morados en el cuerpo de la lengua. Es probable que el pulso sea irregular.

Procesos patológicos. Este cuadro suele presentarse como la combinación de cuadros de exceso e insuficiencia, porque el estancamiento de la sangre no aparece aislado, sino que suele ser el resultado de una insuficiencia de yang o de sangre en el corazón. En ocasiones es consecuencia del fuego del corazón, en cuyo caso es un cuadro únicamente de exceso.

El cuadro de síntomas específico varía en función del cuadro original.

Cuando la energía yang del corazón es insuficiente, no hay suficiente chi para hacer circular la sangre en el pecho. La sangre se estanca y aparecen los síntomas señalados. Al estancarse no llega a la cara ni a las manos y aparece la coloración azul o morada en los labios, la lengua y las uñas. La insuficiente circulación de energía en el pecho hace que el corazón funcione con irregularidad, característica que acentúa el frío interno: palpitaciones y pulso irregular.

Factores causantes y favorecedores. Por lo general, los factores emocionales tienen una gran influencia en el desarrollo de la insuficiencia de chi del corazón, lo que, a largo plazo, ocasiona insuficiencia de yang y de sangre del corazón. La ansiedad suele «almacenarse» en la zona del pecho y estanca el chi y la sangre en esta área.

Principio de tratamiento en medicina china. El principio de tratamiento varía dependiendo de si la persona sufre un ataque de dolor intenso debido al estancamiento o bien la afección es menos aguda.

En el primer caso, el objetivo es mover la sangre estancada y favorecer la circulación en el pecho. En la fase menos aguda también es importante tonificar el yang del corazón y la sangre, además de aliviar el shen.

En la fase aguda puede utilizarse la acupuntura y la fitoterapia y en la fase crónica se complementa con la moxibustión para tonificar el yang del corazón.

Los ejercicios chigong ayudan a tonificar el corazón en la fase crónica; debe seguirse una dieta supervisada.

El bazo

Los cuadros del bazo se resumen en la figura 25. La insuficiencia de chi del bazo es el cuadro elegido para una descripción detallada.

Insuficiencia de chi del bazo Este desequilibrio es, probablemente, uno de los más comunes en medicina china. En este cuadro se basan todas las demás afecciones del bazo y, como tal, es muy importante.

Síntomas. Esta afección se caracteriza por la lasitud general, la falta de apetito y la sensación de pesadez o hinchazón en la parte inferior del abdomen. Suele darse una propensión a la diarrea y a veces se siente pesadez en las extremidades.

Cuando el chi del bazo es insuficiente, se crea una humedad interna que puede hacer que se sienta un peso en el pecho y en el epigastrio.

Los procesos mentales muestran una tendencia a la confusión y a la falta de concentración. Suele describirse como intentar «pensar a través de una maraña de algodón».

La lengua acostumbra a estar pálida o puede presentar un color rosa claro. Los lados suelen estar mellados y, en casos crónicos, marcados por los dientes. También pueden observarse grietas transversales.

El pulso es característicamente vacío, como en todas las afecciones por insuficiencia de chi. En casos de mucha humedad, el pulso puede ser ligeramente escurridizo.

Procesos patológicos. La insuficiencia de chi del bazo reduce la capacidad del bazo para transformar y transportar los alimentos, lo que deriva en problemas abdominales tales como distensión y diarrea. El bazo es incapaz de enviar el gu chi a los pulmones y la producción general de chi en el cuerpo se resiente, lo que provoca cansancio y letargo.

Cuadro	*Exterior*	*Interior*	*Exceso*	*Insuficiencia*	*Calor*	*Frío*
Insuficiencia de chi del bazo		•		•		
Insuficiencia de yang del pulmón		•		•		•
Hundimiento del chi del bazo		•		•		
Incapacidad del bazo para controlar la sangre		•		•		
Invasión del frío-humedad		•	•			•
Invasión de humedad-calor		•	•		•	

Figura 25 Cuadro del bazo

El desarrollo de la humedad interna produce mala ventilación en el pecho y el epigastrio y puede provocar náuseas. A consecuencia de la relación entre el bazo y el pensamiento, la insuficiencia puede causar falta de concentración y confusión mental.

Factores causantes y favorecedores. Una de las principales causas de este trastorno es la mala alimentación. En especial, un consumo predominante de alimentos fríos y crudos afecta la función del bazo y el consumo de alimentos de bajo valor proteínico o las dietas hipocalóricas continuadas pueden agotar el chi.

Todos los esfuerzos mentales repercuten en el bazo. Las personas que estudian mucho padecen una carencia de chi del bazo porque obligan al cerebro a trabajar mientras comen.

La otra causa de insuficiencia de chi del bazo es la exposición prolongada a condiciones climáticas muy húmedas. Las personas que trabajan en el exterior en un clima frío y húmedo son propensas a la insuficiencia de chi del bazo.

Principios de tratamiento en medicina china. La base del tratamiento es la tonificación del chi del bazo. Si hay indicios de humedad, el tratamiento debe orientarse también a despejarla.

La insuficiencia de chi del bazo se puede tratar con acupuntura, fitoterapia y moxibustión.

Para fortalecer el bazo, es importante seguir una dieta equilibrada y caliente que evite los alimentos crudos y húmedos, o demasiado fríos. El exceso de actividad mental contribuye a la carencia de chi, por lo que es recomendable una relación equilibrada entre trabajo y descanso.

El hígado

Los cuadros de hígado observados se resumen en la figura 26. El estancamiento del chi del hígado es el cuadro que expondremos más detalladamente.

Estancamiento del chi del hígado El estancamiento del chi del hígado es uno de los cuadros más comunes con que se encuentran los terapeutas de medicina china en Occidente. Muchos de estos mismos terapeutas probablemente padecen los efectos de este trastorno en alguna u otra ocasión.

Cuadro	*Exterior*	*Interior*	*Exceso*	*Insuficiencia*	*Calor*	*Frío*
Insuficiencia de sangre del hígado		•		•		
Estancamiento del chi del hígado		•	•			
Estancamiento de la sandre del hígado		•	•			
Llamarada del fuego del hígado		•	•		•	
Aumento del yang del hígado		•	•		•	
Viento del hígado (causas diversas)		•	•			
Estancamiento de frío en el canal del hígado		•	•			•
Humedad-calor en el hígado y la vesícula biliar		•	•		•	

Figura 26 Cuadro del hígado

Síntomas. Hay varias características físicas y emocionales asociadas al estancamiento del chi del hígado. Puede aparecer distensión y malestar en el costado y, antes de la menstruación, las mujeres notan dolor en el pecho y distensión. Este malestar puede ir acompañado de tendencia a suspirar y a los ataques de hipo.

Suelen aparecer trastornos epigástricos, con náuseas, vómitos, eructos y regurgitación de los alimentos. En ocasiones, estos síntomas van acompañados de una sensación de «ansiedad» en el estómago. Suele presentarse diarrea, pero, a veces, la paralización también ocasiona estreñimiento, comúnmente con heces en forma de «balines».

El estancamiento del chi del hígado suele ir asociado a una fuerte tensión emocional; el individuo se siente deprimido, alterado, tenso e irritable. Todo ello va acompañado de molestias en la garganta, que en la cultura china suelen describirse como garganta «de plomo».

La mujer tiene menstruaciones dolorosas, con un flujo rojo oscuro y con coágulos, y sufre irritabilidad premenstrual.

La lengua suele ser de un color rosa normal y el pulso es invariablemente nervudo, en particular en la posición del hígado.

Procesos patológicos. El chi del hígado tiende a estancarse en el costado y el estancamiento se puede aliviar suspirando. Cuando la paralización se centra en la zona del diafragma, aparece el hipo, que también mueve el chi estancado.

Los síntomas emocionales acostumbran a reflejar ira y frustración reprimidas a consecuencia de que el hígado no mueve el chi y, por lo tanto, la ira, que es la emoción asociada al hígado, no se libera.

Este proceso también puede darse a la inversa en tanto que la acumulación de ira, frustración y resentimiento en la vida de una persona ocasionan el estancamiento del chi del hígado. Los síntomas depresivos podrían indicar un estado de insuficiencia, pero no es éste el caso, pues la depresión suele dirigir la ira y el resentimiento contra el mismo individuo. De vez en cuando se produce una «explosión». El estancamiento del chi del hígado puede compararse a una olla a presión estropeada: tarde o temprano estalla de forma espectacular.

La energía estancada del hígado invade el bazo y el estómago y ocasiona trastornos en esos órganos zangfu, lo que provoca problemas digestivos.

La «garganta de plomo» y el dolor en los pechos que afecta a las mujeres en los días anteriores a la menstruación tienen lugar porque el canal del hígado discurre por esas partes del cuerpo y el estancamiento se agudiza en ellas.

Los problemas habituales de la menstruación se deben a que el chi estancado del hígado impide el flujo sanguíneo en los canales chong y ren, que son los que regulan el proceso reproductivo en la mujer.

En casos graves y crónicos, el estancamiento del chi puede convertirse en estancamiento de la sangre y causar un dolor muy punzante. Esto suele ocurrir en el útero y hace que algunas mujeres tengan menstruaciones muy dolorosas.

Factores causantes y favorecedores. Prácticamente los únicos factores causantes del estancamiento del chi son los emocionales. La tensión y el estrés de la vida pueden ocasionar frustraciones en muchas actividades y las costumbres sociales de las culturas occidentales, que incitan a reprimir las emociones y los sentimientos, pueden hacer que esas emociones no encuentren vía de escape. Esta «energía emocional bloqueada» atasca el delicado sistema energético y afecta sobre todo al hígado, cuya función consiste en regular el flujo de chi en el cuerpo. El resultado es el estancamiento del chi del hígado.

Principios de tratamiento en medicina china. El tratamiento consiste en favorecer la regulación del flujo de chi del hígado y dispersar el chi estancado.

Para el tratamiento de este desequilibrio pueden ser muy efectivas la acupuntura y la fitoterapia. El ejercicio y las prácticas de chigong ayudan a mantener el flujo natural de chi por el cuerpo y a contener las tensiones de la vida cotidiana que tan fácilmente derivan en el estancamiento del chi del hígado.

Los riñones

Los cuadros de riñón se resumen en la figura 27. La insuficiencia de yang del riñón es el cuadro que se expone más extensamente.

Insuficiencia del yang del riñón La insuficiencia de yang del riñón es un cuadro muy frecuente, sobre todo en las personas de edad avanzada, que por lo general padecen un debilitamiento de la energía chi.

Síntomas. Se trata de un trastorno de frío interior crónico y se caracteriza por la sensación de frío, especialmente intensa en la parte inferior de la espalda y en las rodillas.

Es característica la palidez del rostro y el color blanco brillante de la tez. La falta de apetito y la diarrea crónica acentúan la sensación general de cansancio y lasitud.

Puede darse infertilidad en las mujeres e impotencia en los hombres. También suele haber cantidades copiosas de orina clara y acumulación de fluidos bajo la piel, lo que hace que se formen edemas, especialmente en las piernas y los tobillos.

La lengua está pálida y húmeda y, a veces, algo hinchada. El pulso es profundo y bastante vacío o débil.

Procesos patológicos. La insuficiencia de energía yang del riñón indica que el fuego mingmen no es capaz de calentar el cuerpo y causa sensación de frío; además, no nutre el jing, lo que se traduce en trastornos sexuales. Los riñones desempeñan una función de fortalecimiento y nutrición de los huesos y, si el chi es deficiente, existe una propensión al dolor, en especial en la parte inferior de la espalda, en la zona lumbar.

La insuficiencia de yang del riñón hace que no sea capaz de mover los fluidos corporales, lo que da lugar a que la orina sea clara y abundante y a la acumulación de fluidos bajo la piel que es la causante de los edemas.

La diarrea se debe a que la energía yang del riñón es insuficiente para ayudar al bazo.

Los fluidos también se acumulan en la lengua. En casos muy graves, la energía yang puede estar tan mermada que el movimiento de fluidos es mínimo y la orina muy escasa. Es un buen ejemplo de dos síntomas aparentemente contradictorios que coinciden en el mismo trastorno.

Factores causantes y favorecedores. La insuficiencia de yang del riñón puede ser consecuencia de una enfermedad de larga duración que haya agotado las energías del cuerpo.

Cuadro	*Exterior*	*Interior*	*Exceso*	*Insuficiencia*	*Calor*	*Frío*
Insuficiencia de yin del riñón		•		•	•	
Insuficiencia de yang del riñón		•		•		•
Chi del riñón carente de firmeza		•		•		
Incapacidad del chi para apoyar al riñón		•	•	•		•
Insuficiencia de jing del riñón		•	•	•		
Insuficiencia de yin del riñón con llamaradas de fuego vacío		•	• y	•	•	
Insuficiencia de yang del riñón con exceso de agua		•	• y	•		•

Figura 27 Cuadro de los riñones

El exceso de actividad sexual puede agotar la energía del riñón y ocasionar una insuficiencia de yang, pero es un caso que depende mucho de la edad y de la salud general.

La insuficiencia de yang del riñón es una característica común del proceso de envejecimiento y es bastante frecuente entre las personas mayores. Las personas de edad avanzada a menudo tienen diarrea a primera hora de la mañana, la denominada «diarrea del canto del gallo», a consecuencia de la mayor debilidad energética a esta hora del día.

Si con el paso de los años ha aparecido una insuficiencia crónica del bazo, generalmente a causa de una dieta pobre e inapropiada, es posible que se acumule la humedad interna, que a su vez debilita la energía yang del riñón.

Principio de tratamiento en medicina china. El tratamiento se basa principalmente en calentar y tonificar el chi yang del riñón, lo cual se consigue fácilmente mediante la moxibustión o la acupuntura con moxibustión, y también pueden ser de utilidad algunas hierbas que calientan el yang.

Es importante destacar la función de la dieta y la influencia de las circunstancias generales del estilo de vida, así como las corrientes de aire y los ambientes fríos y húmedos, que conviene evitar. Los ejercicios chigong para fortalecer los riñones siempre son recomendables.

Debe observarse que los pulmones y los riñones tienen una función de apoyo mutuo, por lo que también puede ser útil tonificar los pulmones.

Cuadros de los órganos fu

Aunque muchos síntomas habituales suelen estar relacionados con los cinco órganos yin principales (los zang), también existen cuadros de desequilibrio asociados a los cinco órganos yang (los fu). Por razones de espacio no podemos estudiarlos con mucho detalle, pero para identificar el trastorno, comprender qué factores lo causan y planificar el tratamiento se pueden aplicar los mismos principios que en los órganos zang. El lector interesado puede consultar la bibliografía si desea información más detallada sobre los cuadros zangfu.

Conclusión

Las descripciones de los cuadros de principios proporcionan una panorámica detallada de cómo se puede ir más allá para relacionar los cuadros de desequilibrio con el sistema zangfu. Sólo se han descrito algunos ejemplos para ilustrar el tipo de procedimiento que debe seguir el terapeuta de medicina china al estudiar la variedad de indicios y síntomas que presenta el paciente.

Además del espectro de desequilibrios de los fu, existen otras combinaciones de cuadros que no se han mencionado. En estos cuadros combinados, aparecen algunas conexiones características entre los desequilibrios de ciertos órganos. Por ejemplo, las insuficiencias de yin del riñón y del pulmón suelen presentarse al mismo tiempo y la una refuerza a la otra.

También merece la pena recordar que cualquier paciente que acuda a un terapeuta de medicina china suele presentar diversos cuadros de desequilibrio al mismo tiempo. El terapeuta debe ser capaz de identificar los diferentes cuadros, tanto si son de exceso como de insuficiencia, y planificar un programa de tratamiento consecuente.

El tema de la planificación y el control de los programas de tratamiento se trata en profundidad en el capítulo siete.

A continuación veremos cómo los principios de la medicina china construyen un bloque de conocimiento lógico y coherente que permite intervenir de una forma igualmente lógica y coherente.

En el capítulo siete se describen con mayor detalle las diferentes formas de intervención.

Cuadros que podemos encontrar

Puede ser útil e interesante acabar este capítulo ofreciendo al lector una oportunidad para tratar de identificar los cuadros que se presentan en cada ejemplo.

Recuerde que este libro no pretende proporcionar nada que se parezca ni remotamente a una guía para la práctica de la medicina china, pero esperamos que le sirva para empezar a «pensar» con los esquemas con los que «piensa» un terapeuta que practica la medicina china.

Lea con atención el siguiente ejemplo (es muy sencillo) y trate de determinar la base del problema. Considere cuidadosamente todos los aspectos, y a continuación anote los síntomas que pueda identificar y clasifíquelos en las categorías de los ocho principios, que son:

- Interior
- Exterior
- Insuficiencia
- Exceso
- Frío
- Calor

Determine si la afección es de naturaleza predominantemente yin o yang. Para acabar, ¿cree que el cuadro que ha identificado puede asociarse a algún cuadro zangfu?

> María es una fisioterapeuta de treinta y dos años. El proceso de divorcio le está resultando una experiencia muy difícil. Está disputando a su marido, con el que las relaciones no son buenas, la custodia de sus dos hijos.
>
> Como si esto fuera poco, hace poco tiempo que la han ascendido en el trabajo y consecuentemente se encuentra sometida a las fuertes tensiones que implica el cumplimiento de los deberes de su nuevo cargo.
>
> Se queja de una sensación de distensión abdominal, de peso en el pecho y constricción en la garganta. Dice que no tiene ni gota de energía y que las piernas le parecen de plomo. Le cuesta tratar a sus pacientes. Los síntomas empeoran antes de la menstruación y durante esos días está de mal humor y muy irritable con los niños y con los compañeros de trabajo.
>
> Dice que su dieta es equilibrada pero admite tener cierta obsesión con el peso y a veces come muchas ensaladas y después se atiborra de «comida preparada», en especial cuando está nerviosa.

Como ella misma dice: «cada vez que tengo que hablar con mi marido, mi dieta se va a la porra».

Tiene la lengua de un color rosa normal, con unas ligeras marcas de dientes a los lados. Su pulso es nervudo.

Bien, ¿qué cree que le ocurre a María? Compare sus conclusiones con las que se ofrecen en el apéndice.

VII
Tratamientos orientativos

Una vez establecidos los principios que sustentan la concepción china del cuerpo humano y sus disfunciones, es de vital importancia describir las distintas vías que se han desarrollado para tratar los desequilibrios del cuerpo energético y favorecer el restablecimiento de la armonía y la salud. Pero antes de hablar del tratamiento deben hacerse algunas observaciones.

En primer lugar hay que aclarar que este libro libro no pretende ser una guía para «ejercer» la medicina china. Su propósito es hacer más accesible el sistema al lector occidental interesado, pero nunca ofrecer consejos para que el individuo los practique por cuenta propia. Tras la lectura de los capítulos anteriores, el lector habrá llegado a la conclusión de que la medicina china –lógica, elegante, sutil y holística– ciertamente no es sencilla. Sería absolutamente erróneo pensar que este libro enseña a tratar en la práctica algún tipo de desequilibrio.

Por tanto, cuando se describe la acupuntura, la fitoterapia, la moxibustión, el *cupping, el masaje de acupresión, el chigong y la dieta y el estilo de vida en los apartados siguientes, lo que se pretende es informar al lector para que establezca una relación entre los tratamientos generales y los principios en los que se apoya la medicina china. Sin embargo, se evita localizar y prescribir puntos de acupuntura, no se proporciona información sobre las hierbas utilizadas en trastornos concretos ni se describen ejercicios chigong específicos. Todos los protocolos de tratamiento en medicina china requieren ser determinados por un profesional cualificado. De los libros, por rigurosos que sean y por bien escritos que estén, sólo puede extraerse una noción muy superficial.

Aquí, como ya hemos señalado, nos limitaremos a describir la acupuntura, la moxibustión, el *cupping, la fitoterapia, el masaje de acupresión, el chigong, la dieta y los factores generales del estilo de vida.

Principios de tratamiento en medicina china

Todos los tratamientos que se establezcan, sean los que sean, tienen siempre propósitos y objetivos comunes. Estos propósitos y objetivos configuran los principios del tratamiento y proceden del cuadro de los ocho principios descrito en el capítulo seis y desarrollado en la exposición de los desequilibrios del zangfu.

Para comprender esta consideración, puede ser de utilidad estudiar esta sencilla comparación (véase la figura 28): cuando una olla a presión funciona correctamente la presión del interior se mantiene a un nivel óptimo para cocer los alimentos. Para conseguirlo, nos aseguramos en primer lugar de que la temperatura es la apropiada y usamos una sencilla válvula para mantener la presión adecuada. Todo el sistema está en equilibrio dinámico y la energía se utiliza para alcanzar el fin para el que se ha pensado dicho sistema. No obstante, pueden aparecer problemas.

Un problema de exceso

Consideremos la situación que se crea cuando la válvula se obstruye y la presión del interior de la olla supera el nivel óptimo. El sistema se desestabiliza y, a menos que intervengamos, las consecuencias pueden ser catastróficas: ¡la olla explota! Podemos decir que la olla experimenta un problema de exceso que debe reducirse para restablecer el equilibrio.

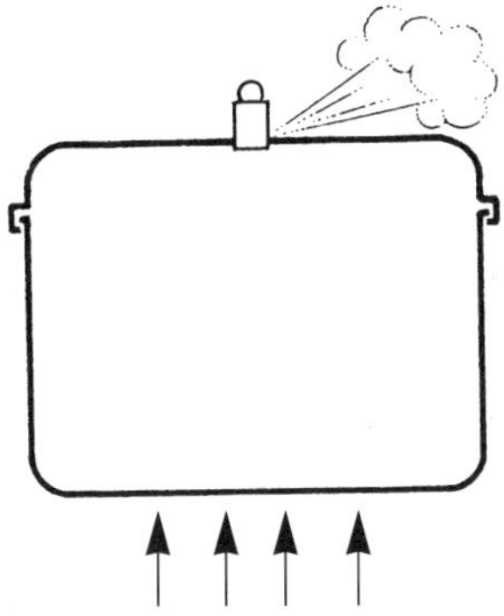

Figura 28 Tratamiento médico chino comparado con una olla a presión

Un problema de insuficiencia

Imaginemos que la válvula es defectuosa y que la olla pierde más presión de la que crea. En esta situación, la olla tarda una eternidad en cocer los alimentos o no llega a cocerlos nunca si se queda completamente sin presión. Es necesario buscar alguna forma de tonificar el sistema para que recupere el nivel de presión necesario para su equilibrio.

La comparación anterior es fácil de comprender aunque no refleja enteramente la complejidad de los procesos energéticos del cuerpo, pero ofrece una aproximación muy útil a los aspectos esenciales del concepto de tratamiento en medicina china.

Si se da un desequilibrio por exceso, es necesario centrar el tratamiento en la reducción de ese exceso y en la eliminación de los factores, cualesquiera que sean, que producen el exceso.

Cuando se observa un desequilibrio por insuficiencia, el tratamiento debe centrarse en *tonificar* la insuficiencia y asegurar un mantenimiento adecuado del nivel de energía a fin de recobrar la salud y el bienestar.

La comparación demuestra también los principios de calor y frío. La olla requiere cierta cantidad de calor para funcionar correctamente, el exceso o la insuficiencia de calor ocasionan problemas. De forma parecida, el cuerpo precisa un nivel adecuado de calor para funcionar bien. Demasiado calor causa un exceso y demasiado poco crea insuficiencia. Cuando el frío es excesivo se produce un exceso muy parecido al que se presenta cuando la olla está expuesta a un frío extremo, los fluidos (el agua) se congelan, se expanden y ocasionan graves perjuicios.

De la misma forma, cuando el calor que hay en el cuerpo es excesivo, debe ser eliminado y cuando el calor es insuficiente, hay que calentar el cuerpo.

Esta comparación puede ser de utilidad en un tercer aspecto, el de la cantidad de líquido. En la olla a presión, el exceso de agua hace que los alimentos pierdan consistencia. Si no se reduce el calor, la papilla absorbe el agua y el resultado es una pasta incomestible.

Ocurre lo mismo cuando hay demasiada humedad en el cuerpo. Con el tiempo puede convertirse en flema bajo la acción del calor interno. El exceso de humedad debe eliminarse (o bajarse, como se dice en medicina china) del mismo modo que el exceso de agua en la olla a presión.

Por el contrario, la insuficiencia de agua en la olla a presión hace que los alimentos se sequen y se quemen por la acción del calor. Quedan duros y, posiblemente, desmenuzados.

Esta circunstancia es comparable a la insuficiencia de fluidos corporales, que tiene el efecto de secar y literalmente escamar el cuerpo, por ejemplo en el caso de las afecciones relacionadas con la sequedad de piel. En estas situaciones es necesario favorecer la producción de fluidos y equilibrar el nivel de calor.

Aunque estos ejemplos de la olla a presión no deben tomarse al pie de la letra, dan una idea del tipo de tratamiento por el que debemos decantarnos. En resumen:

- En caso de insuficiencia, la energía debe tonificarse.
- En caso de exceso, la energía debe reducirse.
- El exceso de calor debe eliminarse enfriando.
- El exceso de frío debe eliminarse calentando.
- La humedad debe bajarse.
- La flema debe bajarse.

Como se ha señalado anteriormente, los pacientes presentan con frecuencia trastornos combinados y complejos. En tales casos, el terapeuta ha de determinar qué aspectos son la «raíz» y cuáles son el «tallo»; en otras palabras, los aspectos del trastorno que son fundamentales y los que son superficiales. El programa de tratamiento debe reflejar el orden en que deben tratarse estos problemas. Como regla general, los estados de exceso deben tratarse antes que los de insuficiencia, pero a veces se dan excepciones.

Por último, en medicina china, el objetivo del tratamiento es asegurar que las energías yin y yang del cuerpo mantienen su estado dinámico de equilibrio activo y favorecen la salud y el bienestar del individuo.

Tratamientos orientativos

La acupuntura

La idea del cuerpo atravesado por finas agujas de forma aparentemente aleatoria es quizá la imagen estereotipada de la medicina china más extendida. En honor a la verdad, a la inmensa mayoría le resulta difícil establecer una relación entre este tipo de tratamiento y la afección concreta. Para un gran número de personas, la medicina china empieza y acaba en esta imagen, siempre críptica, estrafalaria y susceptible de ser cuestionada o temida.

La historia acabaría aquí de no ser porque los chinos han utilizado y perfeccionado las técnicas de la acupuntura durante más de tres mil años con resultados notables.

Debemos recordar que la acupuntura ha evolucionado como una ciencia empírica, en otras palabras, es un sustrato de conocimiento desarrollado a partir de la observación continua y sistemática del efecto producido al introducir agujas en puntos y zonas específicos. En un principio se utilizaban agujas rudimentarias confeccionadas con huesos de animales y cañas de bambú afiladas. Los chinos observaron que cuando las introducían en los puntos «ashi», puntos en los que se experimenta dolor, el dolor remitía. A lo largo de los siglos se ha ido articulando el modelo energético del chi, el jing, la sangre y los fluidos corporales, y los flujos se han representado mediante el gráfico de meridianos del cuerpo. Se fueron identificando puntos específicos y se dejó constancia de la acción de la perforación con agujas en estos puntos. La teoría de la acupuntura continúa evolucionando y perfeccionándose en la actualidad.

Como ya se ha indicado, los puntos de acupuntura son, al parecer, el acceso al flujo de chi del cuerpo, y su estimulación a través de la inserción de finas agujas de acero inoxidable provoca ciertos cambios energéticos y físicos en el cuerpo.

El acupuntor selecciona los puntos adecuados según su acción específica en relación con el desequilibrio que se ha identificado. El punto prescrito se perfora y las agujas pueden o no manipularse para conseguir ciertos efectos. Normalmente, las agujas se dejan en el cuerpo entre quince y veinte minutos, aunque la duración puede variar desde cortos períodos (segundos), por lo general en niños y bebés, a una hora o más en ciertos cuadros perseverantes.

El acupuntor puede manipular las agujas para conseguir un efecto tonificante del chi (hacer rotar las agujas, clavarlas y empujarlas son los métodos más habituales). Hay otras formas de manipularlas para reducir el chi en estados de exceso (con frecuencia el método se basa en insertarlas lentamente y estirarlas rápidamente). Otras técnicas más «uniformes» son neutrales en su efecto estimulante y pueden ser efectivas en el tratamiento de ciertas afecciones.

En algunos estados de exceso, la función reductora de la aguja se puede estimular haciendo pasar una pulsación eléctrica de carga mínima entre parejas de agujas.

Los protocolos, la frecuencia y la duración del tratamiento son materia del juicio profesional del acupuntor, que no por ello dejará de consultar al paciente.

El curso normal de un tratamiento puede durar inicialmente entre diez y quince sesiones, a razón de una semanal. La frecuencia puede ser mayor si la afección así lo requiere, en especial al principio del programa de tratamiento, y más adelante puede reducirse a sesiones quincenales e incluso mensuales.

Es muy habitual que el tratamiento de acupuntura acentúe los síntomas. Es posible que el paciente note que poco después del tratamiento los síntomas empeoran antes de que se pueda advertir una mejoría. El acupuntor profesional siempre previene al paciente de la posibilidad de que los síntomas se agudicen al principio del tratamiento.

La mayoría de los acupuntores utilizan hoy en día agujas empaquetadas y esterilizadas, que se usan una sola vez y después se recogen y se destruyen por incineración. Algunos todavía prefieren las agujas reutilizables que han de ser esterilizadas siguiendo medidas muy rigurosas después de cada uso. Antes de iniciar el tratamiento, el paciente debe preguntar qué tipo de agujas se van a usar y, en caso de que sean agujas reutilizables, debe exigir que se le deje presenciar el método de esterilización utilizado. En estos tiempos del VIH y las enfermedades relacionadas con este virus, nadie, ni el paciente ni el practicante, puede permitirse no ser escrupuloso en lo que se refiere a la limpieza de las agujas.

Se pueden adquirir agujas de diversas longitudes y grosores. El punto que se va a perforar y el efecto buscado determinan la elección del tipo de aguja. Por lo general, las agujas utilizadas varían entre 12 mm, 25 mm, 38 mm, 50 mm y hasta 76 mm.

La perforación produce sensaciones que van desde el dolor sordo y continuo al calambre. En algunos casos, recorre la línea del meridiano y puede afectar partes enteras del cuerpo o de las extremidades, lo que ocasiona sensación de pesadez en la extremidad. El paciente a veces se siente algo cansado después de la sesión de tratamiento pero, por lo general, la sensación desaparece con bastante rapidez. Sin embargo, las reacciones varían según las personas y algunos de estos efectos son mínimos o nulos en ciertos pacientes.

La acupuntura puede ser muy efectiva en algunas afecciones del mundo actual. Su efectividad depende en gran medida de la rigurosidad y la precisión del diagnóstico. La experiencia y la técnica del acupuntor también influyen mucho en la efectividad del resultado. En Occidente, con frecuencia se ha visto al acupuntor como el último refugio de las personas con problemas crónicos. En estos casos, el tratamiento suele ser lógicamente lento y muchas veces no se consigue la curación total. No obstante, a medida que la acupuntura se ha ido imponiendo, son muchas las personas que escogen este tratamiento y la eficacia de su forma de entender las afecciones agudas así como las crónicas cada vez goza de mayor reconocimiento.

La moxibustión

Se llama moxibustión al procedimiento por el cual una hierba seca llamada moxa –por lo general de la especie del ajenjo (*Artemisia vulgaris*)– se aplica quemándola sobre la piel, ya sea directamente o por encima a poca distancia, en puntos de acupuntura específicos. El objetivo de este procedimiento es calentar el chi y la sangre de los canales. La moxibustión se suele utilizar cuando se precisa eliminar el frío y la humedad o tonificar el chi y la sangre.

Dado que la moxibustión introduce calor en el cuerpo, es evidente que está contraindicado en casos de calor interno y, aunque puede resultar útil en las afecciones de exceso de los canales, en general no se utiliza en afecciones de calor interno.

Al encenderse, la moxa se quema despacio y proporciona un calor intenso que penetra rápidamente en los canales e influye en el flujo del chi y de la sangre. Al arder, la moxa desprende un olor característico y hace mucho humo. Algunos pacientes encuentran desagradable el olor y el humo, que impregnan la ropa y el pelo durante mucho tiempo tras la sesión de tratamiento. Existe una moxa que no desprende humo pero cuesta mucho encenderla y no suele utilizarse.

La moxa se vende en manojos con los que se preparan conos. También se presenta empaquetada, enrollada en forma de cigarro largo de unos 15-20 cms de largo por 1-2 cms de diámetro.

La moxibustión directa

En este caso, la moxa está compuesta por dos conos pequeños que se colocan y se encienden directamente sobre el punto del cuerpo elegido. Se deja arder el cono de moxa hasta que llega casi a la piel, después se retira y, en caso de ser necesario, se añade otro cono hasta que el terapeuta da por finalizado el tratamiento. Si se deja arder demasiado, la moxa directa puede dejar marcas en la piel y, aunque en algunos métodos se aconseja la quemadura, nunca se utiliza en las prácticas occidentales.

La moxibustión indirecta

Lo más habitual es que la moxa se aplique indirectamente, tanto por encima de la piel como sobre otra superficie colocada entre la moxa y la piel.

Los conos de moxa se aplican sobre una rodaja de jengibre, un diente de ajo o una capa de sal. La elección del elemento que separa la moxa de la piel depende de la afección que se esté tratando y de la opinión profesional del terapeuta.

Las varas de moxa se encienden y se sostienen sobre la zona a tratar, dando vueltas a la zona afectada o acercándolas y alejándolas, durante unos diez minutos. Hay que evitar tocar la piel.

Las varas de moxa también pueden cortarse en trozos pequeños, que se colocan en el extremo de una aguja de acero inoxidable o de mango de cobre una vez que se ha insertado en el punto de acupuntura deseado. La moxa se enciende una vez colocada en el extremo de la aguja. De esta forma, el calor no sólo calienta la piel, sino que además penetra en el canal a través de la aguja. El manojo de moxa también puede atarse a la aguja y utilizarse de la misma manera.

Cuando es necesario aplicar calor a una zona más amplia, por ejemplo, cuando el dolor está localizado en la zona lumbar debido al estancamiento del chi en los canales, se encienden tiras de moxa en una parrilla metálica dentro de una caja especial, que se coloca sobre la parte afectada.

Una vez más, el momento y el lugar en que se aplica la moxibustión, sola o combinada con la acupuntura, depende del criterio profesional del terapeuta, pero es una cuestión que siempre debe explicarse y acordarse de antemano con el paciente.

El cupping

El *cupping* es una técnica especialmente útil en el tratamiento de problemas de los canales ocasionados por el estancamiento del chi o para facilitar la eliminación de los factores patógenos externos, el viento y el frío, que han invadido los pulmones.

Las tazas pueden ser de cristal grueso con el borde redondeado o de bambú. También se utilizan otros materiales, pero los terapeutas occidentales se decantan con diferencia por las de cristal. En la figura 29 se muestra una de estas tazas de cristal.

Para crear el vacío en el interior de la taza se enciende una vela durante un breve lapso de tiempo e inmediatamente se coloca la taza boca abajo en la zona afectada. La llama de la vela consume todo el oxígeno de la taza y crea el vacío, que entonces succiona la piel que hay bajo la taza. La finalidad consiste en favorecer la circulación del chi y de la sangre en una zona concreta. La circulación del chi y de la sangre descongestiona el estancamiento local. Cuando esta técnica se utiliza para eliminar el viento y el frío, las tazas deben colocarse por encima de la zona lumbar, en la parte superior de la espalda. En algunos casos concretos, el cupping se puede realizar sobre una aguja de acupuntura insertada.

Esta técnica aspira la sangre de forma natural hacia los capilares externos del cuerpo y, en consecuencia, después del tratamiento pueden quedar cardenales y magulladuras. Si el terapeuta decide utilizar este sistema, debe explicar al paciente las posibles consecuencias del tratamiento.

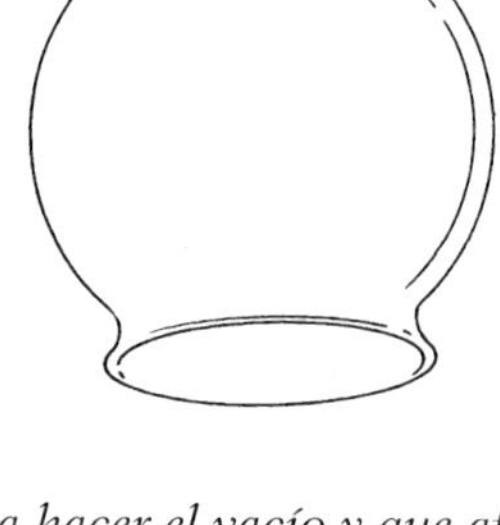

 Figura 29 Copa utilizada para hacer el vacío y que afloren a la piel el chi y la sangre

El masaje de acupresión

El masaje es una técnica muy extendida en medicina china y, como resultado de la evolución de esta última, han surgido diversas técnicas. En chino el masaje se denomina *an mo*, *an* significa «presión» y *mo* «fricción».

La acupresión se aplica a partes amplias del cuerpo para favorecer la circulación del chi y de la sangre por el sistema de meridianos. Esta técnica tiene un valor inestimable en las afecciones menores de los canales debidas al estancamiento local del chi y de la sangre.

El masaje de presión de cavidades consiste en aplicar presión sobre puntos de acupuntura concretos para provocar cambios sistémicos específicos en el cuerpo. En esta técnica se aplican diferentes formas de presión según se quiera tonificar, reducir o buscar un efecto calmante más neutral. La selección de los puntos utilizados en cualquier tratamiento con acupresión se basa en el diagnóstico diferencial resultante de la exploración de los cuadros de desequilibrio, como ya se ha descrito anteriormente.

La acupresión en su forma más simple puede describirse como una serie de técnicas de «autoayuda» que cada cual puede aplicarse a sí mismo o a familiares o amigos. Muchas afecciones y trastornos leves responden muy bien a la acupresión simple, que es la base de los «primeros auxilios» en medicina china (véase bibliografía).

Las técnicas del masaje de acupresión se pueden combinar con los otros tipos de tratamiento de la medicina china.

La fitoterapia china

La fitoterapia, junto con la acupuntura, es uno de los pilares más importantes de la medicina china. Los preparados de hierbas se han utilizado desde tiempos remotos y existe una «materia médica» completa que data aproximadamente del año 650 a. C. El cuerpo de conocimientos se fue desarrollando con el paso de los siglos a medida que se iba reuniendo información relativa a las hierbas y sus propiedades, y en 1977 se realizó una compilación moderna de 5.767 hierbas, en la que se describen sus propiedades y los trastornos en los que son eficaces.

Las hierbas están clasificadas según dos criterios principales. El primero se refiere a las características térmicas de la hierba:

- caliente (re)
- frío (han)
- templado (wen)
- fresco (liang)
- neutral (ping)

El segundo criterio se basa en el sabor de las hierbas:

- acre (xin)
- dulce (gan)
- amargo (ku)
- agrio (suan)
- salado (xian)

Las diferentes combinaciones de temperatura y sabor confieren a la hierba las propiedades que influyen en los cuadros energéticos yin y yang del cuerpo. En consecuencia, hay hierbas que calientan, hierbas que refrescan, hierbas que tonifican, hierbas que descongestionan el estancamiento, etc.

Por tanto, en el diagnóstico que establece el fitoterapeuta es fundamental la descripción de los desequilibrios relacionados con los zangfu afectados y los cuadros de los ocho principios. Una vez se ha determinado el principio de tratamiento, el terapeuta elige las hierbas apropiadas y las combinaciones que consiguen el efecto buscado. Los preparados de hierbas se encuentran en forma de decocción, polvos, píldoras, jarabes y cataplasmas de aplicación externa.

Los efectos de los preparados de hierbas pueden ser muy específicos y es importante que el terapeuta sea muy preciso en el diagnóstico del desequilibrio y que determine la prescripción apropiada en lo que a proporciones y dosis de hierbas específicas se refiere.

Existen preparados herbales comerciales en forma de píldoras, decocciones e infusiones que son adecuados para tratamientos sintomáticos generales. Estos remedios son combinaciones de ingredientes extensamente probados, presentados en forma de píldora, cápsula o decocción. Un creciente número de preparados de fabricación occidental complementan en la actualidad a los remedios tradicionales de China.

Como ocurre con los medicamentos occidentales que no precisan receta, los remedios comerciales proporcionan un efecto de tipo general que puede ser muy útil en síntomas y trastornos leves. Sin embargo, su efecto es, por naturaleza, menos específico que el de las prescripciones herbales preparadas por encargo que responen a un cuadro de desequilibrios específico. La fitoterapia se suele combinar con la acupuntura y se utiliza como terapia complementaria en la planificación de tratamientos generales para acelerar el restablecimiento del paciente.

La fitoterapia es muy efectiva en diversos trastornos, pero es esencial que las recetas estén prescritas por un fitoterapeuta diplomado y plenamente cualificado.

Terapia chigong

El chigong es probablemente una de las prácticas de la medicina china que mayor interés suscita en el mundo occidental. Las librerías ofrecen una floreciente gama de títulos sobre el tema, la mayoría de los cuales proponen tablas de ejercicios sencillos para hacer en casa. No hay nada intrínsecamente malo en ello, pero la información que ofrecen acerca de la relación entre los ejercicios chigong y la teoría y práctica de la medicina china es muy escasa. A mucha gente le atrae el chigong porque les interesa el tai chi, que a pesar de proceder de las artes marciales es fundamentalmente una forma dinámica de chigong, con el que comparte los principios básicos.

Aunque en este libro no se describe en profundidad la finalidad terapéutica del chigong, es importante hacer algunas consideraciones a fin de enmarcarlo en el contexto de la medicina china. Sin este trasfondo, el chigong sería sólo un ejercicio calisténico.

La palabra chigong puede traducirse como «cultivo de energía» o «desarrollo de energía». En medicina china, el chigong es el arte de potenciar la fortaleza de los «tres tesoros», el jing, el chi y el shen, mediante la relajación de la mente, el control de la respiración, el movimiento y las posturas del cuerpo. Como se ido explicando a medida que avanzaba el libro, la concepción china de la medicina se basa en que la enfermedad es la manifestación del desequilibrio y la debilidad en el sistema energético del individuo. Así pues, en un sistema energético fuerte y equilibrado no hay lugar para la enfermedad. Los ejercicios chigong pueden ser una ayuda inestimable para el mantenimiento de la vitalidad del sistema energético y la salud y el bienestar de la persona.

Los ejercicios chigong es probable que sean anteriores a las primeras manifestaciones de acupuntura primitiva y puede que ya se utilizaran hace unos cinco mil años e incluso más. Desde entonces, se han desarrollado miles de ejercicios y estrategias chigong, que se han trasmitido y perfeccionado a través de generaciones de familias y practicantes. En los últimos veinte años, muchas de estas prácticas han llegado a Occidente desde China, y el chigong cada vez se considera una parte más importante de la medicina china. En la actualidad, los ejercicios chigong están siendo investigados con los métodos científicos occidentales y existe un conjunto cada vez mayor de pruebas que demuestran la efectividad de estas prácticas.

La práctica del chigong se divide en dos partes:

- Los ejercicios chigong como estrategia preventiva de autoayuda.
- La curación chigong.

Ejercicios chigong

Los ejercicios chigong se pueden subdividir en cuatro categorías principales.

Ejercicios estáticos

En estos ejercicios el individuo adopta diferentes posturas estáticas, tanto de pie como sentado y, en ocasiones, tumbado. Ciertas posturas concretas van encaminadas al fortalecimiento del flujo energético en sistemas zangfu específicos o otras contribuyen al flujo energético general del cuerpo. Estos ejercicios estáticos a menudo parecen decepcionantemente sencillos, pero siempre son bastante cansados, algunos agotadores, y por lo general requieren que el individuo los practique durante largos períodos de tiempo.

Ejercicios dinámicos

En este tipo de ejercicios encontramos variantes que van desde la sencillez de ciertas tablas de movimientos hasta la complejidad y belleza de las diversas formas del tai chi y de algunas de las variantes más dinámicas, como el dayan chigong (ganso salvaje) y el chigong del dragón nadador, por ejemplo.

Muchas de las variantes dinámicas (y también de las estáticas) se basan en la representación humana de los airosos movimientos naturales de uno u otro animal. Algunas posturas del tai chi, por ejemplo, ponen de manifiesto estas potentes imágenes y conexiones: son muy típicas «la serpiente que repta» y «la grulla blanca que extiende las alas».

Ejercicios de respiración

La respiración profunda y correcta es fundamental para el favorecimiento del flujo sano del chi en el cuerpo. La medicina china sostiene que obtenemos chi externo del aire que respiramos, y diversos ejercicios respiratorios de chigong insisten en la adquisición de buenos hábitos respiratorios.

Ejercicios de meditación

Relajar el shen y asegurarse de que permanece alojado en el corazón es esencial para el mantenimiento de la armonía emocional. Los ejercicios de meditación enseñan al individuo a concentrarse en el flujo tranquilo y armónico del shen por todo el cuerpo. En muchos aspectos, los ejercicios chigong de meditación difieren un poco de bastantes otras formas de meditación que se postulan en las diversas tradiciones.

En la práctica, suelen combinarse algunos de los diferentes tipos de chigong que acabamos de describir. Así, por ejemplo, en los ejercicios estáticos también intervienen las técnicas de respiración, al igual que en los ejercicios de meditación.

En el chigong existen otras prácticas que introducen elementos como el sonido. Por ejemplo, los «seis sonidos curativos» es una forma de chigong que combina las posturas con la frecuencia y otras cualidades de ciertos sonidos clave relacionados con el funcionamiento de un órgano en concreto.

Algunas de las prácticas y de los ejercicios más sencillos se pueden aprender leyendo un libro, pero muchos ejercicios chigong precisan la guía de un instructor experimentado. Contrariamente a lo que ocurre en acupuntura y fitoterapia, disciplinas que cuentan con profesionales titulados y plenamente cualificados, encontrar un buen profesor de chigong es una auténtica lotería. Si el chigong se imparte en un nivel básico como una forma de ejercicio, es probable que los ejercicios sean poco más que flexiones superficiales, estiramientos y respiraciones profundas. Aun así, por supuesto, son útiles en la mayoría de los casos, pero no se les debe conceder más valor del que tienen.

Sin embargo, cualquiera que imparta ejercicios chigong para combatir enfermedades concretas debe ser, como mínimo, un terapeuta diplomado en medicina china con suficiente experiencia y lo ideal sería que tuviera algún tipo de estudios de chigong acreditados. Esto último es difícil de encontrar actualmente, pero dado que el chigong se extiende y en la actualidad se considera un pilar central de la medicina china, la profesionalización se irá estableciendo paulatinamente.

La curación chigong

La curación chigong es en su conjunto la parte más fascinante y controvertida de la medicina china. El terapeuta envía su propio chi a través de puntos de acupuntura claves de su cuerpo para alterar el flujo de chi en el cuerpo del paciente. En la mayoría de los casos esta práctica se lleva a cabo sin que medie contacto físico. Cada vez hay más pruebas fehacientes y más publicaciones acerca de la emisión y dirección del chi por parte del terapeuta de chigong, y acerca de cómo puede aplicarse al paciente para favorecer la armonía del chi y remediar cualquier desequilibrio que se presente.

En esta práctica es fundamental que el sistema energético del terapeuta sea fuerte y vigoroso, respaldado por su propia experiencia en los ejercicios y prácticas chigong antes descritos. También existen algunos gestos de la mano bastante específicos para emitir chi, por ejemplo las técnicas de «los cinco dedos pulgares» y «la zarpa extendida».

En China la práctica de la curación chigong se combina con la acupuntura, de forma que el chi es guiado hacia agujas de acupuntura específicas a fin de potenciar el efecto terapéutico.

Estás prácticas actualmente empiezan a conocerse mejor en el mundo occidental y para algunas personas, incluso para algunos terapeutas occidentales, representan un cambio conceptual muy estimulante. Es probable que se requiera bastante más investigación y formación antes de que estas prácticas se conviertan en una parte habitual de los métodos de tratamiento de los terapeutas occidentales que utilizan medicina china.

Como se ha ido señalando en el libro, la medicina china trabaja en un nivel energético que, a su vez, produce cambios en el cuerpo físico. Ningún lector debe poner en duda que la emisión y la guía del chi son auténticas. La conclusión debería ser que hay técnicas que requieren una profunda comprensión de la medicina china, una formación específica y una práctica supervisada. Cuando busque un terapeuta chigong, debe ser muy consciente de las poderosas fuerzas energéticas que se manipulan. No puede permitirse albergar ninguna duda sobre la cualificación y la experiencia del terapeuta.

El chigong empieza a extenderse en Occidente como forma terapéutica específica de la medicina china y tiene todos los visos de establecerse como pilar fundamental junto a la acupuntura y la fitoterapia. Entretanto, la práctica regular de algunos ejercicios sencillos de chigong pueden proporcionar muchos beneficios a la salud.

La dieta y el estilo de vida

Dado que la dieta puede considerarse una parte del estilo de vida general, examinaremos los dos temas juntos. La medicina china coincide con la occidental en el reconocimiento de la importancia del estilo de vida y de las pautas de comportamiento en la salud y el bienestar del individuo. Por lo tanto, cualquier estrategia de tratamiento acordada entre el terapeuta y el paciente debe, como es razonable, incluir asesoramiento sobre estos factores.

La dieta

El tema de la dieta en medicina china se puede considerar en dos niveles:

- Pautas dietéticas saludables
- Dietas de tratamiento

Pautas dietéticas saludables

Como todo en la medicina china, una dieta apropiada se basa en el equilibrio. El jiao medio es la zona del cuerpo que interviene en la digestión: extrae el gu chi de los alimentos ingeridos y lo envía a los pulmones. El vigor general de la zona del jiao medio se mantiene mediante la dieta y, en este proceso, es fundamental la vitalidad que aportan los alimentos ingeridos.

Se considera que los alimentos tienen cualidades energéticas internas y externas. Por lo que a las cualidades internas se refiere, todos los alimentos pueden ser calientes, templados, neutros, frescos, fríos y húmedos. Además, los alimentos tienen cualidades externas definidas de calor y frío que dependen del tiempo y la duración de la cocción.

Se suele decir que el bazo requiere calor, aunque no en exceso, para realizar sus funciones digestivas. Por ello, la medicina china sugiere que es mejor la cocción rápida de los alimentos y que en la comida debe haber relativamente más alimentos atemperadores, para favorecer el buen funcionamiento del bazo y del jiao medio. La ingestión de líquido durante las comidas debe ser limitada y los alimentos se deben masticar bien a fin de asegurar una digestión eficiente. Comer demasiado provoca la disfunción del jiao medio y en general debe evitarse. Los alimentos fríos y crudos, en especial los congelados, sólo deben tomarse de vez en cuando. Otro factor importante es el clima y la estación del año. Durante el invierno frío y húmedo hay que seguir una dieta energética y calórica. Por regla general se considera que en una dieta ideal priman los alimentos calóricos cocidos, evitando los extremos. La creencia occidental de que las ensaladas y los alimentos crudos son beneficiosos es algo que se cuestiona seriamente en el sistema chino. Uno de los doctores chinos que me dio clases solía regañar a los pacientes vegetarianos porque este tipo de dieta es desequilibrada e inevitablemente provoca una insuficiencia del chi. Aunque es una opinión bastante generalizada, indica la forma en que la medicina china adopta unas consideraciones algo diferentes de la occidental en cuanto a la dieta.

Los alimentos son el chi potencial que requiere el cuerpo, por lo que la calidad de la comida, sus propiedades energéticas y la manera de cocinarla son también factores importantes. Deben evitarse en la medida de lo posible los alimentos rancios o procesados ya que aportan muy poco chi. Del mismo modo, la comida recalentada, especialmente si ha estado en la nevera o en el congelador, adolece de una importante carencia de chi esencial. No hace falta decir que la mayoría de comidas «rápidas» o «precocinadas», tan consumidas en Occidente, proporcionan un aporte tan bajo de chi esencial que es prácticamente nulo.

La comida ideal ha de estar preparada con alimentos orgánicos sin aditivos y, siempre que sea posible, sin pesticidas o contaminantes. La buena cocina china utiliza siempre alimentos frescos que precisan poca cocción a fin de conservar la calidad del chi esencial.

No es necesario ni tampoco recomendable que una persona occidental siga al pie de la letra el sistema dietético ni las formas de preparación de comida chinas. Sin embargo, en lo referente a la alimentación, es bueno ser consciente de las necesidades del cuerpo desde el punto de vista energético y tener en cuenta, en la medida de lo posible, las propiedades energéticas de los alimentos que se consumen.

Ante todo, hay que seguir una dieta bien equilibrada en la que predominen los alimentos cocinados y evitar los excesos.

En la bibliografía se pueden encontrar libros de dietas con recomendaciones específicas escritos desde la perspectiva médica china.

Dietas de tratamiento

Cuando consideramos las recomendaciones dietéticas como forma específica de tratamiento, debemos recordar que nos movemos en la frontera entre la dieta y la fitoterapia.

Como se ha señalado anteriormente, se considera que los alimentos, exactamente igual que las hierbas, poseen propiedades energéticas. En consecuencia en medicina china a veces se prescriben alimentos o combinaciones de alimentos con el propósito de influir en el cuadro específico de desequilibrio que se ha detectado. Por ejemplo, las zanahorias se recomiendan para tonificar el bazo y despejar la humedad, y el cerdo para tonificar el chi, la sangre y el yin.

Evidentemente, un terapeuta que recomiende una dieta o una tabla de alimentos orientada a tratar un desequilibrio específico debe tener una formación específica y un conocimiento general de la medicina china.

El estilo de vida

Aparte de la dieta, hay que tener en cuenta toda una serie de factores propios del estilo de vida, tanto al formular el diagnóstico como al planificar el tratamiento. El paciente puede controlar algunos de estos factores y otros quedan fuera de su alcance, pero su control nunca está en manos del terapeuta. A continuación se describen algunos de los factores que más habitualmente influyen en el estilo de vida.

Las relaciones personales

La relaciones en el hogar, en el trabajo o con el prójimo en general pueden tener una gran influencia en los desequilibrios energéticos. Por un lado, una buena relación puede ser un soporte vital para el restablecimiento de la salud, mientras que una mala relación puede arruinar el tratamiento más completo y mejor planificado.

Las relaciones difíciles son fuente de ira y frustración y, por lo tanto, pueden provocar el estancamiento del chi del hígado y de todo lo que de allí fluye. La infelicidad y la ansiedad perjudican al shen, lo que da lugar a problemas como el insomnio.

En ocasiones, el terapeuta puede identificar la influencia que tienen las dificultades en la relación con los demás sobre el desequilibrio del paciente y proponerle la consulta de otro profesional, como por ejemplo un psicólogo.

Las adicciones

Esta categoría comprende varias sustancias, pero las que más habitualmente se pide tratamiento son el tabaco y el alcohol. Aunque son muy distintas en varios aspectos y su abuso a largo plazo deriva en desequilibrios diferentes, tienen ciertos parecidos energéticos. Desde el punto de vista energético ambas son sustancias calientes que introducen calor en el cuerpo, lo que puede ser muy perjudicial a largo plazo y, sin embargo, a corto plazo proporciona ciertos beneficios energéticos que llevan a la adicción. Una vez desaparecido el efecto, vuelve a producirse el estancamiento del chi y se establece un círculo vicioso.

Es posible que en situaciones determinadas el terapeuta tenga que decidir si es necesario atajar la adicción de inmediato o se puede posponer a una etapa posterior. En cualquier caso, es importante apoyar al paciente en la lucha contra tales adicciones como parte del programa de tratamiento. La medicina china puede intervenir directamente, por ejemplo, con la acupuntura, que puede ser muy útil para dejar de fumar, o bien aconsejar la consulta a otros profesionales o grupos de voluntarios.

Otras adicciones más graves, como el abuso de las drogas, suelen ser un rasgo central del cuadro de desequilibrios del paciente y tienen que ser tratadas como tales.

Sin embargo, hay que tener en cuenta que la medicina china no dispone de soluciones mágicas para tratar ninguna adicción y que, la actitud y la voluntad del paciente para solucionar su problema son fundamentales para valorar la efectividad potencial del tratamiento.

El ejercicio

El ejercicio físico, o su ausencia, puede tener mucha importancia en el tratamiento de ciertos trastornos. En general, la actividad física moderada es una buena forma de hacer circular el chi y la sangre y, de este modo, favorece un flujo energético regular por el cuerpo. En general, podemos decir que la falta de actividad física ocasiona flojedad en el cuerpo y puede causar el estancamiento del chi y su posible insuficiencia. En muchos casos, el terapeuta estimará adecuado recomendar actividad física moderada, como por ejemplo nadar, caminar o ir en bicicleta. Se suele recomendar mucho menos el ejercicio intenso, ya que puede provocar desequilibrios. Correr demasiado, por ejemplo, puede causar una insuficiencia de chi en el cuerpo y hacer que el individuo sea propenso a otros trastornos.

El entorno físico

Es oportuno mencionar brevemente este factor, en especial, dado el creciente interés por la práctica china del feng shui. En este libro no podemos tratarlo en profundidad pero baste decir que la lógica del sistema chino sostiene que el flujo de energía asociado al lugar en que vivimos y a la orientación y decoración de las habitaciones pueden tener una marcada influencia en los cuadros energéticos. Una de las influencias más importantes es la que ejerce sobre la salud. Si vivimos o trabajamos en un ambiente energéticamente insalubre, seremos más propensos a sufrir desequilibrios y trastornos.

Un terapeuta que considere que los factores ambientales tienen importancia en el cuadro de desequilibrio del paciente puede recomendar la consulta a un profesional del feng shui para que le aconseje cómo mejorar la «ecología energética».

Por el momento, la combinación de estas prácticas chinas es poco frecuente, pero no existe ningún motivo para pensar que no se incrementará el interés por las conclusiones que en lo que respecta a la salubridad del entorno la medicina china ha desarrollado a partir del feng shui.

Conclusión

Hemos visto que los métodos terapéuticos que se pueden examinar bajo la denominación de medicina china son múltiples y diversos. Probablemente la conclusión más importante es que las diferentes ramas terapéuticas están en realidad unidas bajo una teoría y unos principios comunes.

Si usted visita a un acupuntor, a un fitoterapeuta chino o a un masajista que utilice la acupresión, los tratamientos que recibirá serán muy diferentes, pero detrás de todos ellos hay un propósito, una teoría y una filosofía comunes.

En el mundo occidental, la mayoría de los terapeutas que se basan en los principios de la medicina china practican una sola de estas terapias en el ejercicio de su profesión porque se han especializado en esa rama. En la actualidad un número creciente de terapeutas están doblemente especializados, por lo general en fitoterapia y acupuntura. Algunos demuestran un gran interés por otros aspectos de la medicina china distintos de su especialidad, como por ejemplo el uso del chigong como soporte terapéutico.

Dado que la medicina china se está desarrollando en Occidente, donde han proliferado los terapeutas profesionales, no resulta inverosímil la idea de que se formen equipos capaces de ofrecer toda la gama de intervenciones terapéuticas. De este modo, los tratamientos podrían ajustarse mejor a las necesidades del paciente.

La práctica ideal de la médica china debe ofrecer acupuntura, fitoterapia, masaje terapéutico de acupresión, terapia y ejercicios chigong, asesoramiento sobre el estilo de vida e incluso consultas de feng shui. Todos los terapeutas deben tener la formación oportuna, han de estar titulados y controlados por algún organismo que promueva la formación continua. La práctica de la medicina china debe operar conjuntamente con la medicina convencional occidental para ofrecer al paciente los tratamientos más adecuados.

Ejemplos prácticos

Expondremos algunos casos sin gran detalle. Para examinar el problema que se presenta se tienen en cuenta las circunstancias de la persona afectada y se propone el diagnóstico según la medicina china. el principal objetivo es exponer los distintos tratamientos que se pueden aplicar, ya sea aislados o combinados entre sí.

Caso 1

Problema

Neil tiene dieciocho años. En una sesión de entrenamiento de la pretemporada de fútbol se torció el tobillo derecho. Lo tiene hinchado y le duele si se lo toca. Está nervioso porque teme perder el primer partido de la temporada, que se disputará dentro de diez días. Aparte de este problema, Neil es una persona sana y está en forma.

Comentario

Es un simple problema en los canales. El historial no revela ningún trastorno interno importante.

Diagnóstico

Nos encontramos frente a un caso de estancamiento del chi y de la sangre en los canales debido al trauma físico.

Tratamiento

El objetivo del tratamiento es poner en circulación el chi y la sangre para desbloquear el estancamiento local.

Es probable que se utilice acupuntura combinada con moxibustión en la zona afectada: acupuntura en el canal local y en los puntos «ashi» combinada con una manipulación de reducción, apoyada por una moxa fuerte para problemas agudos. También se puede aplicar un masaje de acupresión para favorecer el flujo del chi y de la sangre en la zona afectada.

Caso 2

Problema

Janet tiene sesenta y ocho años. Padece un dolor sordo que le recorre la parte posterior de la pierna izquierda. Ocasionalmente, el dolor se vuelve agudo. En los últimos diez años periódicamente ha tenido episodios más agudos. Enseguida acusa el frío, que le molesta especialmente en la espalda y las rodillas, en particular en invierno y cuando el tiempo es húmedo.

Comentario

Se trata de una combinación de exceso e insuficiencia. Es probable que el problema de la ciática se deba al frío y la humedad que invaden los canales de la pierna, principalmente el canal de la vejiga. Sin embargo, otras características del historial indican una insuficiencia latente de yang del riñón.

Diagnóstico

Se trata de una invasión de frío y humedad en los canales y una insuficiencia de yang del riñón.

Tratamiento

El tratamiento se centrará en eliminar el frío y la humedad de los canales y tonificar y calentar el yang del riñón.

Para el tratamiento de este problema de canales está indicada la acupuntura, combinada con la moxibustión aplicada a una aguja y, probablemente, con la aplicación de una caja de moxa en la parte lumbar. La acupuntura puede ser muy efectiva cuando aparecen los síntomas agudos de exceso.

La insuficiencia de yang del riñón puede tratarse con acupuntura y moxibustión, pero también se prescriben preparados de hierbas o fitoterapia comercial. Es probable que el tratamiento combinado de acupuntura y fitoterapia sea efectivo.

Caso 3

Problema

Annie tiene veintiún años y va a casarse mañana. Tiene los clásicos síntomas de resfriado, con escalofríos pero sin fiebre, dolor generalizado en el cuerpo, estornudos y mucosidad (acuosa y clara).

Comentario

Por lo general, la mejor forma de hacer frente a una invasión de viento y frío es procurar que el yin no se transforme en yang y desemboque en un cuadro de viento y calor con síntomas mucho más desagradables, como son la fiebre, el dolor de garganta, etc.

Diagnóstico

Invasión de viento y frío en los pulmones.

Tratamiento

El propósito del tratamiento es eliminar el viento y el frío de los pulmones y tonificar estos órganos.

El cupping en la espalda sobre la zona de los pulmones puede ser muy efectivo para eliminar los factores externos de viento y frío. Se puede complementar con acupuntura y/o fitoterapia.

Caso 4

Problema

George tiene cuarenta y cinco años. Hace bastante tiempo que padece crisis de migraña, que se presenta en forma de un intenso y palpitante dolor de cabeza localizado justo encima del ojo izquierdo y en la sien del mismo lado. El dolor de cabeza suele ir acompañado de molestos trastornos visuales tales como destellos, y la visión se le vuelve borrosa y confusa, en especial en el ojo izquierdo. Cuando el dolor se hace insoportable, llega incluso a provocarle vómitos.

Comentario

George está sometido a mucha tensión en el trabajo y la convivencia en el hogar es difícil. Los síntomas son los clásicos de la migraña que, según la medicina china, va invariablemente asociada a un trastorno del hígado.

Diagnóstico

Aumento del yang del hígado debido a una insuficiencia de la sangre y del yin del hígado. Es un trastorno mixto de exceso y insuficiencia.

Tratamiento

El principio del tratamiento se basa en controlar el yang del hígado y tonificar la sangre y el yin de este órgano.

El tratamiento inicial se centra en la reducción del cuadro de exceso de yang. En este caso se recomienda la utilización de acupuntura con una técnica de perforación reductora. George puede también aprender a localizar ciertos puntos de acupresión para activarlos él mismo (o alguna otra persona) cuando note que va a sufrir una crisis.

Se le puede prescribir fitoterapia para controlar el yang del hígado y para tonificar la sangre de este mismo órgano. En este caso, se puede combinar la acupuntura y los preparados comerciales de hierbas.

Caso 5

Problema

A Agnés, de treinta y dos años, le salían eccemas desde que era un bebé. Cuando acudió a la consulta llevaba tiritas en los brazos, el tronco y alrededor de la boca. El eccema era rojo, le picaba y supuraba cuando se rascaba. También padecía asma y rinitis alérgica, que generalmente empeoraba con el polen y el pelo de gato.

Comentario

Se trata de un problema crónico provocado por una insuficiencia en los pulmones y en los riñones. Otros indicadores detectados durante el reconocimiento y la entrevista para el diagnóstico confirmaron esta conclusión.

Diagnóstico

El eccema es un problema crónico de invasión de humedad y calor en la piel debido a una insuficiencia latente de chi del pulmón y del riñón, junto con una invasión de viento externo en la piel.

Tratamiento

El objetivo del tratamiento es eliminar el viento, despejar la humedad y el calor y tonificar los pulmones y los riñones. En este caso la fitoterapia ha demostrado ser el tipo de tratamiento más adecuado. Se puede utilizar la acupuntura, pero en afecciones de la piel como el eccema suele ser menos efectiva que la fitoterapia. Es probable que el tratamiento se extienda por un período de tiempo considerable y la acupuntura se puede usar como complemento.

Caso 6

Problema

Marie tiene veintisiete años. Durante los últimos diez meses ha padecido un problema de letargo y cansancio crónicos. Está pálida y delgada, está inapetente y tiene el abdomen hinchado. Le cuesta mucho levantarse y ponerse en marcha por la mañana.

Comentario

Otros indicadores del cuadro de diagnóstico indican un problema crónico de insuficiencia de chi.

Diagnóstico

Se trata de un ejemplo clásico de insuficiencia de chi del bazo. En el caso de Marie probablemente está relacionado con malos hábitos dietéticos mantenidos durante un período de tiempo prolongado.

Tratamiento

En este caso el tratamiento consiste en la tonificación del chi del bazo. Se puede aplicar acupuntura y fitoterapia. La paciente debe recibir asesoramiento dietético y es recomendable animarla a hacer ejercicio de forma suave y regular, sin excesos. Cuando la paciente empiece a recuperarse, se le puede aconsejar que vaya a clases de chigong para favorecer la circulación regular del chi y de la sangre y para tonificar los riñones, que sostienen la energía yin y yang del cuerpo.

VIII

La medicina china y la salud en el siglo XXI

En los capítulos anteriores se ha intentado explicar de forma general la filosofía, la teoría y los sistemas en que se basan los terapeutas actuales en su trabajo diario con los pacientes. Sin embargo, es necesario especular un poco sobre el futuro del papel de la medicina china en el paradigma en evolución del cuidado de la salud.

El propósito de este capítulo es exponer ciertas ideas, algunas de las cuales se han descrito ya de diversas formas. En este apartado gobierna la intuición, y cualquiera que lea este capítulo debe hacerlo con una disposición de ánimo similar. Intente no emitir juicios a priori. Si le parece que estas ideas no encajan, rechácelas, pero antes léalas con una mente receptiva.

La medicina china en la actualidad

A medida que nos acercamos al fin del siglo, no hay duda de que las prácticas de la medicina china merecen un creciente reconocimiento en el panorama cultural de Occidente. He insistido deliberadamente en la palabra «práctica» porque, mientras que la acupuntura, la fitoterapia, el masaje y otras tantas son terapias reconocidas, nada demuestra que la filosofía y las teorías sean aceptadas sin reservas. Los motivos apuntan hacia dos direcciones.

Por un lado, la efectividad de la acupuntura, la fitoterapia, etc. es evidente: proporcionan un alivio sintomático y con frecuencia son útiles en una larga serie de problemas en los que la medicina occidental ha tenido hasta el momento poco éxito. Por supuesto, este fracaso responde en parte a la actuación bastante cuestionable del personal sanitario de formación occidental, médicos, fisioterapeutas, enfermeras, etc., que ha aprendido protocolos sintomáticos simplistas.

Las estrategias de tratamiento con acupuntura básica aplicada a problemas muy sencillos, generalmente, trastornos de los canales, se estudian sin atender a la teoría y los principios que las apoyan. En principio, no es perjudicial, pero tiende a difundir una idea de la acupuntura muy superficial que tiende a explicarse sus efectos bajo el prisma convencional de los procesos psicológicos. Mientras la medicina china sólo sea aceptada a ese nivel, la teoría y la filosofía que la respaldan inevitablemente continuarán siendo desconocidas. Tan sólo las prácticas más sencillas empiezan a integrarse en la medicina occidental.

El segundo problema está implícito en el primero, pero es muchísimo más importante en su globalidad. Aceptar la medicina china en bloque significa adoptar el modelo del ser humano como sutil sistema energético. Para muchos profesionales médicos occidentales sería ir demasiado lejos, al menos por el momento.

En los últimos diez años la medicina china se ha aglutinado y se ha dotado de una imagen profesional y de una identidad dentro de la cultura occidental. Esto ha tenido una gran importancia. La necesidad de reglamentar la formación, homologar cursos de formación y adoptar altos niveles éticos y profesionales, así como la voluntad de los terapeutas de acreditarse con un título, han sido determinanates a la hora de que la profesión alcanzara la posición y el respeto que precisa y merece en el seno de la sociedad occidental. En estos tiempos en que la profesión se organiza y se enfrenta al examen profesional, es bastante razonable que la cuestión de la teoría y los principios sea un tema clave y que sus implicaciones se estudien en profundidad.

La medicina china, al menos en el norte de Europa, se encuentra en una interesante fase de desarrollo, y la naturaleza de la interrelación de los puntos de vista chinos y occidentales requiere que esos temas fundamentales sean reconducidos. En China, ambas concepciones coexisten relativamente bien y no parece que haya motivos para que no suceda así en otros lugares.

Hacia una anatomía energética

El libro *Vibrational Medicine* del Dr. Richard Gerber proporciona una descripción excelente y mucho más técnica del concepto de anatomía energética, pero es interesante resumir aquí algunas de las ideas básicas. Examinaremos tres concepciones de la energía y veremos cómo se entrelazan.

1. Los campos de energía humanos de la tradición mistérica occidental.
2. El sistema de chakras de las energías sutiles de la India.
3. El chi y el sistema de meridianos de la medicina china.

Los campos de energía humanos

Se ha escrito mucho acerca de los campos de energía que integran el ser humano. Se cree que el cuerpo físico es simplemente el nivel más denso de la materia energética y que existe en un nivel de frecuencia que lo hace tangible y visible. Existen otros «niveles» de materia energética alrededor del cuerpo físico con frecuencias cada vez más sutiles. Se cree que existen los siguientes niveles:

- físico
- etéreo

• astral
• mental (que abarca los subniveles del instinto, el intelecto y el espíritu)
• causal o del espíritu puro

Estos niveles se representan en el diagrama de la figura 30.

También se considera que la distribución energética en cada nivel es tal que no hay divisiones claras ni distintas. Así se representa en el diagrama de la figura 31.

Cada nivel de energía interactúa con el contiguo y se considera que el desarrollo y organización del cuerpo físico va precedido por la estimulación de los cuerpos energéticos de frecuencia más alta. De este modo, en el desarrollo del cuerpo físico, el campo organizativo empieza en el espíritu puro o causal, el cual crea un modelo de organización en el nivel mental, que a su vez actúa de la misma forma en el nivel astral, éste en el etéreo y, finalmente, los modelos de organización se manifiestan en el nivel físico: el cuerpo humano. En consecuencia, y aquí es donde la visión energética del cuerpo difiere radicalmente de la visión mecanicista, la organización energética precede a la física y no al revés.

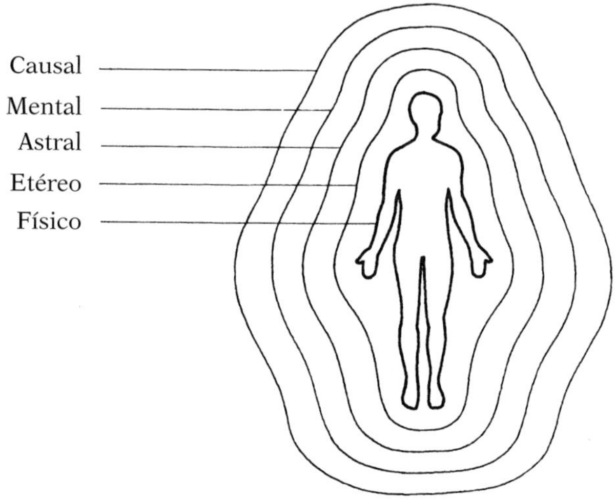

Figura 30. Campos de energía humanos

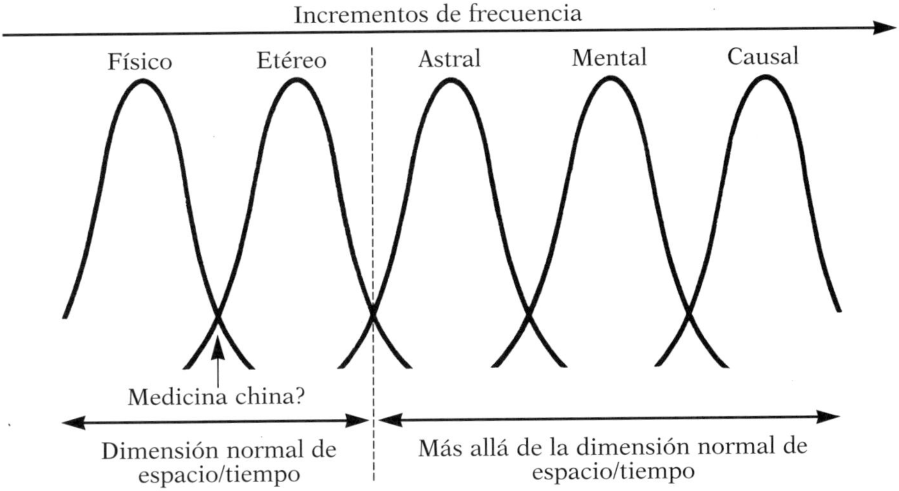

Figura 31 Interacciones de los campos energéticos

El sistema de chakras

El concepto de los siete chakras principales del cuerpo y de los innumerables chakras menores se postuló ya hace mucho tiempo en el seno de las tradiciones espirituales de la India. En los textos antiguos de la India se conciben los chakras como vórtices o centros de energía situados en los distintos cuerpos o niveles sutiles de energía y que acceden directamente a la estructura celular del cuerpo físico. Los chakras actúan como «transformadores energéticos» que permiten a los campos de energía organizativa de frecuencia más alta funcionar en los niveles de frecuencia relativamente inferior del cuerpo físico. Cada uno de los chakras principales está asociado a una glándula concreta del sistema endocrino y proporciona el acceso a los flujos hormonales y los cambios del cuerpo. La anatomía de los chakras se muestra en la figura 32.

Los chakras están conectados entre sí a través de canales energéticos sutiles que recorren el cuerpo y que se conocen como «nadis». Es difícil resistir la tentación de afirmar que los chakras y los nadis son simplemente nombres distintos para los puntos de acu-

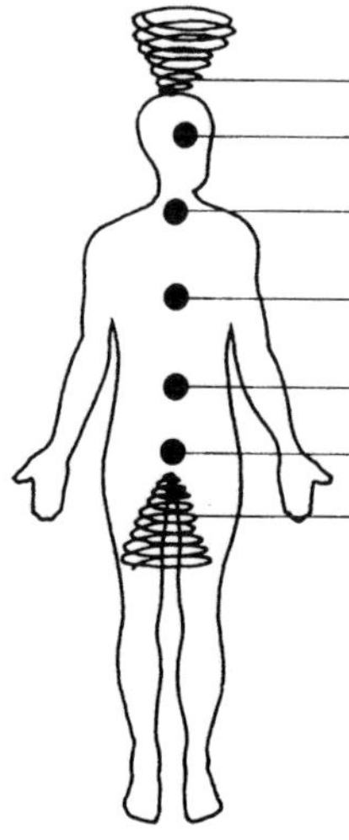

Figura 32 El sistema de chakras

puntura y el sistema de meridianos, pero los textos indican que operan en un nivel más sutil que el sistema de meridianos y pueden, en efecto, complementarlo.

La obra de Caroline Myss demuestra que los procesos del pensamiento y las reacciones emocionales están claramente vinculadas a los chakras y que los desequilibrios o bloqueos del flujo energético asociado a los chakras provocan directamente enfermedades físicas. Describe la enfermedad como una consecuencia del tiempo que hemos permanecido envueltos en nuestro tejido celular, lo que indica claramente que los procesos energéticos más sutiles, que existen fuera del marco convencional de espacio-tiempo, pueden afectar directamente al cuerpo físico a través de la interacción con el sistema de chakras.

La energía chi y el sistema de meridianos

La tercera «anatomía» de nuestro sistema energético es la que se articula en la teoría médica china. Al parecer, el flujo de chi y la red de meridianos o canales operan en el límite entre el cuerpo físico y el sistema energético no tangible. Por tanto, puesto que se considera que el cuerpo etéreo es el que está más cerca del cuerpo físico, puede decirse que los meridianos forman lo que Richard Gerber denomina la «frontera físico-etérea». La energía chi del universo se introduce a través del nivel de energía etérea, accede al cuerpo por los puntos de acupuntura mayores y menores, y afluye a las estructuras celulares a través de los gradientes o concentraciones de energía que llamamos sistema de meridianos.

Antes de que se manifieste un desequilibrio en el cuerpo, por la razón que sea, ya ha aparecido en el nivel etéreo y es probable que antes lo haya hecho en niveles de energía aun más sutiles. La enfermedad física aparece al final de una cadena de procesos energéticos en los que probablemente intervienen desarreglos que se introducen a través del sistema de chakras y nadis, así como desarreglos que se introducen por el sistema de meridianos.

Es un hecho bien sabido que la resistencia de la piel cambia en los puntos de acupuntura del cuerpo, lo que puede utilizarse para facilitar la localización del punto en la medicina china. En consecuencia, se ha asumido erróneamente que los meridianos son una red electromagnética, lo que en última instancia proporciona una explicación convencional del funcionamiento de la acupuntura. Las últimas investigaciones apuntan a una dimensión única de los campos energéticos, muy diferente de los campos electromagnéticos.

¿Cómo funciona la medicina china?

Como ya hemos señalado en otros capítulos, la medicina china ha evolucionado como una ciencia esencialmente empírica, en la que los principios básicos han servido para registrar efectos y ofrecer explicaciones. Como terapia, ha prestado grandes servicios y los seguirá prestando, pero cuando intentamos profundizar en las bases de la medicina energética, surgen interrogantes en cuanto a qué es lo que ocurre realmente en un determinado nivel energético cuando se introduce una aguja de acupuntura en el cuerpo o cuando se ingiere un preparado de hierbas específico.

Si aceptamos la idea de que el cuerpo es esencialmente una red energética que vibra a diferentes frecuencias, quizá se puedan considerar ciertas hipótesis.

Las diversas vibraciones energéticas se corresponden con los distintos elementos físicos y no físicos de nuestro ser. Podemos ver, tocar y actuar directamente sobre algunos de ellos, como la piel, los huesos, los músculos, el suministro sanguíneo o los órganos. Otros, como los chakras, el sistema de meridianos y el flujo de chi, no podemos verlos ni tocarlos ni interactuar directamente con ellos, pero deducimos su existencia por medio de los sutiles efectos de prácticas tales como la medicina china.

Como ya hemos dicho, las enfermedades o desequilibrios que padece nuestro cuerpo se desarrollan inicialmente en los matrices organizativas de energía. La matriz de energía está compuesta por un gran número de interacciones de frecuencia muy complejas. Rupert Sheldrake, biólogo botánico, ha lanzado la controvertida idea de que el crecimiento y las pautas de desarrollo de todos los seres vivos son definidos por las matrices organizativas que él llama «campos morfogenéticos». El desarrollo de una enfermedad puede describirse como un «corte o salto» en la matriz; si la enfermedad se vuelve crónica el «corte» en el campo se hace más profundo y cada vez es menos probable que se restablezca la matriz «sana» original.

Si un paciente con un trastorno concreto consulta a un terapeuta de medicina china, es posible que recomiende el tratamiento mediante acupuntura. Cuando las agujas se introducen en los puntos de acupuntura adecuados, provocan por simpatía una respuesta de frecuencia armónica en la matriz o campo energético. El resultado de este proceso es el inicio de la reorganización de la matriz energética según su estructura «sana» original. Cuando la estructura energética vuelve a la normalidad, se produce la consiguiente reacción en cadena en el nivel físico, que se manifiesta en la mejoría sintomática y el restablecimiento del equilibrio original.

Un ejemplo puede ayudar a comprenderlo mejor. Cuando golpeamos un diapasón, se producen una serie de vibraciones armónicas simpáticas que pueden tener consecuencias físicas espectaculares si la fase y la frecuencia son adecuadas, por ejemplo, pueden romper un vaso de cristal.

Por tanto, podría ser que la medicina china actuase incidiendo sobre la matriz organizativa de energía mediante la estimulación de las frecuencias del flujo de chi del cuerpo, que a su vez interactúa con los niveles de energía, inicialmente a través de la frontera físicoetérea que describe Richard Gerber.

¿Cómo se integra todo esto?

Creo que se ha iniciado el proceso que ha de culminar con la descripción en términos bastante específicos de la naturaleza del sistema de la anatomía energética humana. Creo que los tres sistemas que acabo de describir brevemente serán el núcleo de un proceso que nos lleve a comprender que los seres humanos no somos simplemente un cuerpo físico, sino seres energéticos multidimensionales muy complejos que, en algunos aspectos, atravesamos no sólo frecuencias distintas, sino también dimensiones espacio-temporales.

Algunas de las ideas más interesantes y controvertidas de la curación chigong, por ejemplo, se refieren a que los efectos se pueden experimentar independientemente del espacio y el tiempo. En otras palabras, para actuar la terapia chigong no necesita coincidir en el espacio ni en el tiempo con el paciente. Es similar a los casos de curaciones a distancia.

Todo este tema continúa estancado en el campo de la hipótesis, la especulación, el debate y la controversia. Sin embargo, para que la medicina energética sea tomada en serio, científicos, terapeutas y pacientes han de comprometerse activamente en el debate. La medicina china, con su larga historia y sus éxitos demostrados en tanto que instrumento terapéutico, tiene que ser un pilar fundamental de este nuevo paradigma que empieza a desarrollarse. Actualmente, tiene el sistema fisiológico y la anatomía energética mejor descritos y coherentemente articulados. Actúa en la frontera entre el nivel energético físico y los niveles energéticos no físicos y, por tanto, es crucial para comprender estos procesos y crear un nuevo paradigma terapéutico para el siglo XXI.

Las ideas e hipótesis descritas en este último capítulo son muy personales y el tema es muchísimo más complejo y sorprendente de lo que yo he sido capaz de expresar, pero si con este libro he conseguido interesar al lector por el tema de la medicina china al tiempo que le informaba y he sugerido el lugar que puede ocupar en el cuidado de la salud del futuro, habré cumplido con creces mis expectativas.

Apéndice: Solución a los ejercicios

Ejercicios de yin y yang

Soluciones que sugiero a los sencillos ejercicios sobre yin y yang que aparecen al final del capítulo uno.

Situación	¿Yin o yang?	Cambio
1. Un aula de escuela alborotada	Yang	El maestro pone a trabajar a los alumnos
2. Un coche aparcado	Yin	Entrar y arrancar
3. Un bloque de hielo	Yin	Calentarlo y deshacerlo
4. Una migraña insoportable	Yang	Tomar un analgésico
5. Un rompecabezas incompleto	Yin	Completar el rompecabezas
6. Un jugador de golf apuntando a un hoyo	Yin	Tirar hacia el hoyo
7. Una crisis de diarrea	Yang	Tomar la medicación apropiada

8. Un avión despegando	Yang	Un avión volando
9. Un político pronunciando un discurso	Yang	El político se calla (¡En buena hora!)
10. Un huevo duro	Yin	Hacerlo rodar cuesta abajo
11. Un huevo crudo	Yin	Hervirlo
12. Un CD de un grupo de heavy metal	Yin	¡Ponerlo!
13. La ejecución de una sonata para piano de Mozart	Yang	Dejar de tocar el piano
14. Un corredor al final de una maratón	Yang	El corredor al principio de la maratón
15. Una moneda	Yin	Gastarla
16. Un tablero de ajedrez	Yin	Empezar a jugar
17. Una gaseosa	Yin	Bebérsela
18. Un coche que se ha quedado sin gasolina	Yin	Llenar el depósito y ponerlo en marcha
19. Un libro	Yin	Leerlo
20. Una persona realizando un ejercicio de tai chi	Yang	Adoptar una postura estática de chigong
21. Un bebé con un cólico	Yang	Calmar al bebé dándole de comer
22. Un día caluroso de verano	Yang	Una noche de verano
23. Un bostezo	Yang	¡Ir a dormir!
24. Un vídeo de ejercicios de aeróbic	Yin	Seguir el ejercicio del vídeo
25. Su proceso de pensamiento en este instante	¡Quién sabe!	¡Sólo usted lo sabe!

¿Qué cuadros encuentra?

Solución propuesta al ejercicio del final del capítulo seis.

Consideraciones generales

En este ejercicio merece la pena mencionar varios factores de la situación general.

1. María es fisioterapeuta y es probable que haga algún esfuerzo físico considerable de vez en cuando.
2. Ocupa un puesto de responsabilidad en el trabajo y se halla bajo una gran presión a consecuencia de su ascenso.
3. Se encuentra en una situación muy estresante tras el fracaso de su matrimonio. La separación está resultando muy difícil y reñida.
4. Sus hábitos alimenticios son malos.
5. Tiene un cuadro emocional muy variable e irritable.

¿Qué cree que ocurre?

Es probable que el principal problema sea la tensión a la que se ve sometida, tanto en el trabajo como por su situación familiar. Esta tensión ha empezado a estancarle el chi del hígado, lo que se deduce del cuadro de los arranques emocionales, que empeoran antes de la menstruación, la sensación de tener un nudo en la garganta y el pulso nervudo.

Además, es probable que el hígado haya invadido el bazo, que ya de por sí debe ser débil debido a los hábitos alimenticios irregulares e incoherentes, lo que produce síntomas de insuficiencia del chi tales como sensación de abotargamiento, peso en las piernas y letargo general. Las ligeras marcas de dientes indican además una insuficiencia del chi del bazo.

De modo que el diagnóstico es el siguiente:

> Estancamiento del chi del hígado (cuadro de exceso) e insuficiencia del chi del bazo (cuadro de insuficiencia).

El tratamiento tiene que favorecer la regularidad del flujo de chi del hígado y tonificar el bazo. María debería adoptar hábitos alimenticios más equilibrados y sería recomendable que buscara la ayuda de un terapeuta psicosocial durante el proceso de separación. Por lo que respecta a la medicina china, en este caso serían apropiados los tratamientos con acupuntura y fitoterapia.

Bibliografía

Medicina china, general

Beinfield, h. y Korngold, E., *Between Heaven & Earth*, Ballantine, Nueva York, 1991.
Kaptchuk, Ted, *Chinese Medicine: The Web that Has no Weaver*, Rider, Londres, 1983.
Macioca, Giovanni, *The Foundations of Chinese Medicine*, Churchill Livingstone, Londres, 1989.
Wiseman, Ellis y Zmiewski, *The fundamentals of Chinese Medicine*, Paradigm, Brookline, 1985.

Acupuntura

Connelly, Dianne, *Traditional Acupuncture: The Law of Five Elements*, Centre for Traditional Acupuncture, Columbia, 1979.
Mole, Peter, *Acupuncture*, Element Books, Shaftesbury, 1991.
O'Connor, J. y Bensky, D., *Acupuncture: A Comprehensive Text*, Eastland, Seattle, 1981.
Reed Gach, Michael, *Alivie su artritis con digitopuntura*, Tikal, Madrid, 1996.

Fitoterapia

Bensky, D. y Barolet R., *Chinese Herbal Medicine, Formulas & Strategies*, Eastland, Seattle, 1993.
Bensky, D. y Gamble, A., *Chinese Herbal Medicine, Materia Medica*, Eastland Press, Seattle, 1993.
Breindl, Ellen, *Hierbas divinas*, Tikal, Madrid, 1996.
Fratkin, J., *Chinese Herbal Patent Formulas*, Shya, Boulder, 1986.
Treben, María, *Aliviar y curar las enfermedades propias del hombre*, Tikal, Madrid, 1995.
—, *Aliviar y curar las enfermedades propias de la mujer*, Tikal, Madrid, 1995.

—, *Aliviar y curar las enfermedades propias de los niños*, Tikal, Madrid, 1995.
—, *Aliviar y curar las enfermedades del sistema digestivo*, Tikal, Madrid, 1995.
—, *Aliviar y curar las enfermedades del sistema respiratorio*, Tikal, Madrid, 1995.
—, *Aliviar y curar las enfermedades cardíacas y circulatorias*, Tikal, Madrid, 1995.
—, *Aliviar y curar las enfermedades de la piel*, Tikal, Madrid, 1995
—, *Aliviar y curar las alergias*, Tikal, Madrid, 1995
Waak, M. de, *Hierbas medicinales en la Biblia*, Tikal, Madrid, 1996.

Dietética china

Flaws, b. y Wolfe, H., *Prince Hui's Cookbook*, Paradigm, Massachusetts, 1983.

Tai chi y chigong

Foen Tjoen Lie, *Tai Chi Chuan*, Tikal, Madrid, 1995.
Klein, B., *Movements of Magic*, Newcastle, California, 1984
Lam Kam Chuen, *The Way of Energy*, Gaia, Londres, 1991.
Liang, T.T., *T'ai Chi Chuan for Health & Self Defence*, Vintage, Nueva York, 1977.
McRitchie, J., *Chi Kung*, Element Books, Shaftesbury, 1993.
Reid, H., *The Way of Harmony*, Gaia, Londres, 1988.
Wong Kiew Kit, *The Art of Chi Kung*, Element Books, Shaftesbury, 1993.

Masaje shiatsu

Liebold, Gerhard, *El masaje Shiatsu*, Tikal, Madrid, 1995.

Filosofía china

Hua-Ching Ni, *I Ching, The Book of Changes*, Eternal Breath of Tao, Santa Monica, 1992.
Mitchell, Stephen (trad.), *Tao Te Ching*, Harper Perennial, Nueva York, 1991.

La salud en general

Gerber, Richard, *Vibrational Medicine*, Bear & Co, Santa Fe, 1988.
Magot McCarthy, *La Biblia de las terapias naturales*, Tikal, Madrid, 1996.
Myss, C. y Shealy, N., *The Creation of Health*, Stillpoint, Walpole, NH, 1988.

Glosario

Acupresión: actúa sobre los mismos principios básicos de la acupuntura, pero el chi se trabaja con presión y masaje en lugar de con agujas.

Acupuntura: tratamiento de la medicina china con el que se incide en el chi del cuerpo mediante la inserción de finas agujas en puntos específicos del cuerpo.

An mo: masaje en chino; literalmente, «presionar» y «frotar».

Calor vacío: calor interno del cuerpo derivado de la insuficiencia de yin.

Canal: vía en la que se concentra el flujo de chi del cuerpo.

Ciclo ke: ciclo de control mutuo en el sistema de los cinco elementos.

Ciclo sheng: ciclo de producción o apoyo en el sistema de los cinco elementos de la medicina china.

Cinco elementos/fases: sistema de la medicina china basado en la observación del mundo natural; desarrollado en torno a los elementos agua, madera, fuego, metal y tierra.

Cuadro de las seis etapas: sistema de diagnóstico en medicina china.

Cuadro de los ocho principios: sistema de organización de la información para el diagnóstico de acuerdo con los principios de yin y yang, interior y exterior, frío y calor, y exceso e insuficiencia.

Cuatro estadios: sistema de diagnóstico de la medicina china.

Cuerpos de energía: las «capas» de energía que se considera que rodean al cuerpo físico.

Cupping: técnica de tratamiento orientada a hacer aflorar el chi y la sangre a la superficie de la piel por medio del vacío que se crea en el interior de una taza de cristal o bambú.

Chakra: centro de energía del cuerpo; basado en la concepción india del cuerpo energético (véase también **meridianos**).

Chi: la energía esencial del universo, fundamental en todos los aspectos de la vida; impregna todo el cuerpo y se concentra en los canales. Chi ni: chi rebelde; chi que circula en dirección «equivocada».

Chi xian: chi que se hunde; el chi se hunde cuando es insuficiente para realizar su función de sujeción.

Chi xu: chi insuficiente.

Chi zhi: chi estancado; chi lento que ha dejado de circular correctamente.

Chigong (chi kung): literalmente significa «cultivo de energía»; serie de ejercicios dinámicos y estáticos destinados a esta función.

Chihai: «mar de chi» en el dantian inferior; punto de acupuntura: ren seis.

Chong mai: vaso de acceso, uno de los ocho canales extraordinarios.

Chuchi: Punto de acupuntura once del intestino grueso. Literalmente significa «charca tortuosa».

Dai mai: vaso del ajuste, uno de los ocho meridianos extraordinarios.

Dan tien: centros de energía del cuerpo; almacenes de chi; se cree que son **tres:** el superior (entre las cejas), el medio (en el centro del tronco) y el inferior (en la parte inferior del abdomen).

Dayan chigong: chigong del ganso salvaje; secuencia de ejercicios dinámicos basados en los movimientos del ganso salvaje.

Du mai: vaso de la regulación, uno de los ocho meridianos extraordinarios.

Externo: en medicina china, todos los factores del exterior que influyen en el cuerpo.

Extra fu: organos «menores», o de menor importancia, en medicina china.

Feng shui: sistema chino de análisis de los cuadros de energía del entorno físico.

Flema: el desequilibrio de los fluidos del cuerpo produce flema, tanto externa o visible como interna e invisible.

Fu: órganos huecos del cuerpo.

Fuego mingmen: naturaleza de la energía calórica esencial del yang del riñón; se considera vital para el mantenimiento del calor en el cuerpo.

Gan: sabor dulce en fitoterapia china.

Gu chi: chi que extrae el estómago de la digestión de alimentos sólidos y líquidos.

Hegu: punto de acupuntura número cuatro del intestino grueso; se traduce como «boca de tigre».

Interno: alude a los desequilibrios que surgen en el interior del cuerpo.

Jiao: alude a las zonas del cuerpo; «calentador o encendedor».

Jin ye: fluidos corporales; «jin» alude a los fluidos ligeros y «ye» a los más densos.

Jing luo zhi chi: chi que fluye por los meridianos.

Jing: la esencia de todo lo vivo en el cuerpo; energía que regula el desarrollo.

Jue yin: canales en el brazo y la pierna del pericardio y el hígado.

Kong chi: chi extraído del aire en los pulmones.

Ku: sabor amargo en fitoterapia china.

Laogong: punto de acupuntura situado en el centro de la palma, el pericardio ocho; literalmente significa «palacio del trabajo».

Luo: sistema de canales conectores de los canales principales.

Mar de la médula: En medicina china se considera que el cerebro se compone de médula, por lo que se llama «mar de médula».

Materia médica: descripción completa de todas las hierbas chinas.

Médula: sustancia que compone el cerebro y la columna vertebral en medicina china.

Meridiano: véase **canales**.

Moxibustión: forma de tratamiento en el que se quema la hierba china conocida como moxa, compuesta por una especie de ajenjo, la *artemisia vulgaris*.

Palacio del semen: fuente masculina de energía sexual en el dantian inferior.

Postnatal o posterior al cielo, chi/jing: chi o jing extraídos del aire o de los alimentos.

Prenatal o anterior al cielo, chi/jing: chi o jing heredado de los padres.

Ren mai: vaso de la concepción, uno de los ocho meridianos extraordinarios.

San jiao: triple calentador/quemador/encendedor; órgano de procesamiento en el sistema zangfu.

Sangre: el concepto chino de la sangre difiere del occidental.

Shao yang: canales del san jiao y de la vesícula biliar.

Shao yin: canales del corazón y del riñón.

Shen: uno de los elementos más importantes de la mente o el espíritu en medicina china.

Suan: sabor agrio en fitoterapia china.

Sudor de las cinco palmas: sudoración característica asociada a la insuficiencia de yin que aparece en las palmas, las plantas de los pies y el pecho.

Tai chi: literalmente significa «supremo final»; generalmente se refiere a los ejercicios de arte marcial que deberían llamarse tai chi chaun, es decir puñetazo supremo final o arte del boxeo.

Tai yang: canales del intestino delgado y de la vejiga.

Tai yin: canales del pulmón y del bazo.

Tao/taoísmo: sistema filosófico y espiritual chino; «tao» significa literalmente «el camino». Véase *Tao Te Ching* de Lao Tzu.

Tres tesoros: nombre colectivo usado para referirse al chi, el jing y el shen conjuntamente.

Wei chi: chi defensivo que protege al cuerpo de la invasión de factores patógenos externos; fluye por debajo de la piel.

Xian: sabor salado en fitoterapia china.

Xin: sabor acre en fitoterapia china.

Xu: insuficiencia; desequilibrio habitual en medicina china.

Xue: sangre en chino.

Yang ming: canales del intestino grueso y del estómago.

Yang: uno de los opuestos complementarios de la filosofía china; refleja los aspectos más activos, dinámicos, caloríferos.

Yin: uno de los opuestos complementarios de la filosofía china; refleja el aspecto más pasivo, inmóvil y reflexivo.

Ying chi: elementos nutritivos del chi que alimentan el cuerpo.

Yuan chi: chi original o fuente del chi; parte del chi que se hereda de los padres.

Zang: órganos yin compactos.

Zangfu zhi chi: chi de los órganos; chi que nutre los órganos del cuerpo.

Zangfu: todos los órganos yin y yang del cuerpo.

Zheng chi: chi normal o correcto; chi que circula por los canales y los órganos del cuerpo.

Zong chi: chi aglutinado; chi que se almacena en la zona del pecho y qu es el resultado de la unión del gu chi y el kong chi.